コロナ時代の強い心のつくり方

精神科医　浅川雅晴

ロング新書

まえがき

本来ならば、まだまだ生きられる人生を残して新型コロナウイルス感染症で亡くなっていく。

ＴＶニュースで、見覚えのある女優さんが亡くなられたことを知った。

雲の彼方に旅立ったのだから、せめて今日だけは雨を降らせないでと祈った。

その祈りも虚しく、夕方から雷を伴って雨が降ってきた。

他人の僕でさえ、胸が張りさけそうに辛い。

遺族の方々は「悲しみ、悔しさ、無念さ」で生きているのがやっとだろう。

慰めの言葉に、応対するのさえ迷惑であろう。

身内の面会も許されないコロナウイルス。

孤独の時間で一人亡くなる。想像するだけで胸が潰《つぶ》れる。

遺族の方の心に、そして親しくしていた人たちに悲しみがのしかかる。

感染症にかからないとしても、ウイルスの脅威におびえる日々。そして緊急事態宣言による学校、会社、お店の休校、休業による不安。自粛による外出制限によるストレス。

今、すべての人々にとって新型コロナウイルスの影が心の中でどんどんふくれ上がってきている。

そこで、起こることが心配される病が「うつ病と心身症」の複合症状である。病気を発症すると何も考えられなくなる。ただ呆然と仏壇の前で座るだけしかできない。悲しみのあまり「不眠、食欲低下」を最初に出してくる。

その時が、心の病のための受診時である。


今回のコロナウイルス問題が、心の病と並行して進んでいることに注目して欲しい。

今までの心の病とは全く異なった形で症状を出す「複合症状」が出てくる。症状としては「体が重い、眠れない、頭がボーッとする、何も考えられない……」

最初に出た症状を放置することで「仕事に行けない、学校に行けない」形となる。

家族と愛する人、そして自分の未来を失うことになる。そんな心の病の怖さを知ってほしくて書き綴《つづ》らせていただきました。

微力ではありますが、読んでいただきたく思っております。

知識を得ることで生き伸びられることがあると信じております。

浅川雅晴

もくじ

まえがき ……3

1章 新型コロナで心がどんどん病んでくる

この先どうなるのか！ どうすればいいのか ……14
大学生が、経済的に追い詰められて退学か、休学かで悩んでいる ……15
高齢者さんたちは、これからどうなるのか？ 心配している ……18
子育てをしている人たちは、経済的な悩みで眠れない ……19
次に困ること、この秋から冬にかけて犯罪が増えてくる？ ……21
秋までに企業で何が起こるか ……23
コロナウイルスは小・中・大企業を襲ってきている ……24

今、心がどんどん病んでいる……26
普通の生活が普通でなくなった……28
心に余裕がなくなっている……31

2章　突然症状が現れてくる「コロナうつ病」

悩みが発生すると脳から分泌ホルモンであるセロトニンが急激に減ってくる……34
うつ病はこんな症状で始まる……37
バランスボールの上に立っている心……39
突然症状が現れてくるコロナうつ病……41
うつ病が発生する経路……45
妻が、夫が、コロナうつ病にかかると……48
コロナうつ病による家庭崩壊……50
子育てをしている人がコロナうつ病にかかると……54

親のうつ病で子どもが犠牲になっている……57
子どもにストレスをぶつけることはやめよう……59
精神的な重圧が反抗期に暴力として出ることがある……61
環境変化の恐ろしさ……63
心の病は日数が過ぎて出てくる……64
司令官である脳がストライキを起こすと……66

3章 心の乱れが「心身症」を連れてくる

どっちつかずの毎日を過ごすことの不安……73
心の乱れが自律神経をかき乱し、心身症が発生する……76
学童が出す症状……77
親の間違いで深刻な事態となる……80
子どもの心身症の原因……82

心身症を発生すると「あとさきを見ない行動」をする……84
学童に対するアドバイス……86
中学生、高校生が心身症になる……89
複合症は環境の中で作られる……94
中・高生へのアドバイス……95
診察を受けるタイミングは「いつ」か?……96
心身症・うつ病を発症しないためのアドバイス……96
大学生たちの心身症の発生……98
大学生のわかりやすい心身症——確認症……101
隠れ「確認症」とは……104
さらに「不潔恐怖症」を併発……106
心の病を出さないで幸せに生きていくために……108
大人の心身症は経済的な悩みが大きな原因……113

耳鳴り、めまい、円形脱毛症など思わぬ複合症状……117
大人の心身症……123
子どもと共に、日々の成長と楽しみを味わう……124
家庭崩壊を防ぐ対策……127
家庭内が明るくなる対策をしよう……128
僕の独り言……129

4章 「肥満」と「拒食症」と「アルコール依存症」へ

不安感は、コロナうつ病だけでなく肥満と拒食症を生み出す……134
肥満はどうしてなるのか！……135
肥ってくるとどんな害が出るのか⁇……138
肥満と同時進行するアルコール依存……141
アルコール中毒は一生続くこともある……142

アルコール依存が招く若年性認知症……144
若年性認知症とは！……146
脳の萎縮が始まると！……150
脳の萎縮はなぜ起こるのか？……152

5章 こんな時だからこそ、それぞれにできることがある

家の中で親子の絆を強くするチャンスがある……158
家族が団結できる料理作り……160
おいしいお惣菜作りに挑戦……163
家庭で教えられることを今やっておく……167
すがすがしい部屋作りをしよう……170
家庭菜園を作ってみよう……172
プランターで菜園を作ろう……176

子どもに生きるということを教えてほしい……179
コロナうつ病対策の食事法……181

6章 ホッとする時間を作ってビジネスロス症候群を乗り越えよう

自分の仕事道具を見るとただ涙が止まらなくなる……190
華やかなスポットライトを浴びている人に出やすい強い複合症状……191
心を落ちつかせて元気で生きのびることを優先しよう……196
協力、信頼があってこそ治る方向が決まる……198
健康であれば夢の続きは見られる……201
新時代の幕開け……203

あとがき……208

1章

新型コロナで心がどんどん病んでくる

四月一〇日（金）。TVニュースで昨日よりも患者数が増えたことを伝えている。

この調子では、すぐに収まる気配がしない。

気の弱い人たちは「明日、自分が患者になるのではないか」と怯える日々である。

買い物に出れば、スーパーには物がまったくない棚がある。現実に物が十分ではない棚を目にすると、もしかしてこの先はもっと物がなくなるのでは？　と思ってしまう。街の中は人がまばらで、とても東京とは思えない情景が、なおさら人の心を不安にさせてしまう。

この先どうなるのか！　どうすればいいのか

誰もが今、知りたいことは、この先、新型コロナウイルス感染症はどうなるのか⁇　ということである。そこが知りたいのである。

いつ行動の自粛が解除されるか？

新型コロナウイルスに感染しても、症状が出ていない人たちがいる。その少数の人たちが街の中を歩き回る。

解除された自粛が再び自粛へと逆もどりする可能性がある。今、新薬としてレムデシベルが承認された。外国の薬である。新型コロナウイルス感染症の患者さんの七割が二週間で改善されている、という報告がある（副作用は腎機能障害の報告がある）。

ただ、ただ！　コロナウイルス患者さんの早い回復を願うと共に、新たな患者さんが、これ以上増えないことを祈る毎日である。

大学生が、経済的に追い詰められて退学か、休学かで悩んでいる

コロナウイルス患者さんの問題に気を取られている一方で、とんでもないこ

とが起ころうとしている。

コロナウイルス問題が起こる前まで自殺者が三万人から減る傾向にあった。今年やっと減って、ほっとしていた矢先にコロナウイルス問題が起こってしまった。今年の秋が要注意である。
●大学生さんのアルバイト収入の減少。
●大学を退学するか？　休学するか？　悩みに悩んでいる。
コロナウイルス問題でアルバイト先で働けなくなっている。
●大学を退学しても雇用先がない。
●休学して実家に帰っても、兄弟たちが「小・中学生」であって、親に金銭の話を切り出せない。
大学生さんたちが、経済面で追い詰められている。

この秋までもつかどうか「四方八方ふさがり」が起こっている。

大学生の皆さんは好成績をとるため猛勉強をして来ているが、メンタル面の知識と社会経験のない人たちが多い。

「今、このまま大学を続けるべきか？　休学するべきか？　奨学金はどうするのか？」悩んで眠れなくなっている。

高学歴を取得している人たちであるがゆえに、自分が「うつ病」にかかり始めていることなど考える余裕がない。

自分がうつ病を発生していると知らないで、突然自殺する危険が間近に迫っていることを知らない。

「未来の日本を背負う希望の星」たちが、この世から消えようとしている。

五月に入り、大学生さんたちへの給付金が一〇万円と決まった。そしてその他で支援金が一〇万円と決まった。合計して二〇万円受けとるとしても、そのお金は数カ月しかもたない。とすれば、大学生さんたちの中で生活困難者が出てしまう。

国から二〇万円をまだもらっていない現実が、大学生さんたちを今、苦しめている。そのためうつ病の危険が迫っているのだ。

高齢者さんたちは、これからどうなるのか？ 心配している

コロナウイルス問題で、スーパーのレジも混み合い二〇分間も立って並んでいるお年寄り。「この先どうなるの⁈」と思っているが、口に出すと情けないから出さないでいるだけだ！

「フルーツ、野菜」の値上がりを見ても、これから先どうなるのだろうと思い、レジの前に立っている。

年金だけでは、これ以上足りなくなると死ぬしかないと思いながら、毎日を暮らしているという人たちがあまりにも多い。

「毎日インスタントラーメンではなくて、週に一回で良いから刺身を食べたい」と言った人がいる。

この秋、食品の値上がりは避けられないと思う。

子育てをしている人たちは、経済的な悩みで眠れない

子育てをしている人たちは！

「これから先どうなるの？」と一番思っているだろう。

自分のことだけの悩みでは済まされない立場が、強い重圧になってのしかかる。その原因として「家のローン、家賃、教育費、食費等」が重くのしかかる。

会社も、この先どうなるのか分からない。

リストラ要員になってしまうのか、心配の毎日である。

大学生、大人、高齢者さんたちが皆、生活していく上での悩みを抱えている。

ほとんど、経済的な悩みが中心である。

お金の悩みを抱えること一カ月、二カ月続くと人は眠れなくなる。

放置していると、うつ病が重症化してしまう。

今年の秋までに最悪の波が経済問題で押し寄せる。

「コロナ感染症患者さん」よりも「うつ病患者さん」の数が増加。この秋から自殺者の数が増える。そのことに僕は危機を感じている。


四月一三日。

個々の行動自粛が続く。

東京中野区の病院で起こっている集団感染の経路がＴＶニュースで流れている。

朝から太陽が輝き、きのうの大風が嘘のようだ!!

こんな晴れた美しい日を「コロナウイルス」のニュースが台無しにする。

「耳から入る言葉が、こんなに敏感に心を揺さぶり、ざわつかせる」とは思っていなかった。

次に困ること、この秋から冬にかけて犯罪が増えてくる？

食べるお金に困ると、考えられない犯罪が起こりやすくなる。「万引き、ひったくり、空き巣……」から始まり「車内の置き引き、強盗……」が起こる。

現在は医療関係者の手が足りないことが起きている。今年の秋からは、警察の方たちの手が足りないことが起きると思う。

今年の秋からは「大きな詐欺《さぎ》犯罪」も考えておくべきである。市民の一人一人の警戒が必要である。

個人個人の注意が、ゴールデンウィークの自粛の時と同じ意味を示すことになる。

人は経済的にやっていかれない境地に追い込まれると犯罪に手を染めてしまう。

この美しい治安の良い国が変わってしまうのか。

ひとつの革命が起ころうとしている。

個人の問題にはつき合ってもらえない状況におかれてしまう。

今、心の病を発生させてはならない。

誰もが、まだ感じたことのない、悪い社会になってしまうかもしれない。それを防ぐには個人個人の心のケアーしかない。

どこまで平常心を保てるかが試されてきている。

前の日に減ったと思ったのに感染者が急に増えたりする。「昨日の数字は何だったの?」と独り言を言ってしまう人。実はコロナウイルスは隠れた患者さんを突然生み出してしまう。

コロナウイルスは「生きた悪魔」である。

長く続く自粛ムードが、心の病を発生させてくることが明らかになってきた。

この美しい日本を皆さんの力で守るために、方向チェンジをして健康第一と治安悪化防止を考えていきたい。

秋までに企業で何が起こるか

自粛により店を閉めている場合、倒産が起こる恐れがある。

五月下旬までに、補助金が届かなければ六月には店を閉める方向に進まざるを得ないとオーナーさんが言っていた。

家賃、光熱費、スタッフの給料……等が払えなくなる。四月下旬ですでに閉めている店も多く出ている。

中小企業も、材料を仕入れるお金が底をついてくる。問題である。材料を仕入れても、買い取ってくれる企業がすぐにお金を支払ってくれるか？　見通しがつかないため、前に進めなくなっている。

国からの支援金を申請しても、すぐにお金がもらえないため雇用している人材を切るしかなくなっている。

五月下旬、六月下旬の倒産率が六五%増である。

まさかと思うが、大企業がこの秋から倒産していくと考えられる。

現在では、五月一四日までの中小企業の倒産が一四二件と発表された。それが五月二二日では一七四件と増加。五月二〇日までに解雇人数一万八三五人となった。

コロナウイルスは小・中・大企業を襲ってきている

まず、五月下旬がお店の倒産の節目である。

そして九月に入り、中小企業の倒産率が急上昇。まさかと思う大企業の倒産が起こってくると考えた方がよい。それは一一月。

商工会議所等で手を尽くして「支援金」を考えているが、あまりにも多い申し込みで手が回らない現状である。討論している間に倒産してしまう!! という現実がある。

日本は一一月に大きな転機を迎える。その前に「地震、台風等の災害が起こったら支援の対応がしきれない」ところまできている。

日本に危機が迫る中で

◎「教育問題」
◎「経済問題」

が刻々変化していくと申し上げたい。

日本の人々は、真面目なゆえに、予告無しにパニックを発生することとなる。何が起こっても、不思議ではない時代に足をかけてしまった、という認識を持つことがパニックにならない対策である。

これから先は精神的に強い人が生き抜いていかれる。

今、必要なことは家族を守るためのメンタルケアーが第一になってきている。目指す所は冷静な行動力である。そのために必要なのがメンタル面の知識である。

今、心がどんどん病んでいる

誰もが予測していない事態が起こっている。二〇二〇年一月、二月に他の国である中国のニュースをＴＶで見ていた。二月下旬から自分の足元に火の粉が飛んで来た。

これは大変だ！　他人事ではない。

自分の所にもコロナウイルスがやって来ている。

暖かくなると収束するのではないのか!!　勝手に気楽に構えていた。

コンビニにも、ドラッグストアにも、スーパマーケットにもマスクがない。ドラッグストアの前に長い行列ができていた。九時オープンなのに朝七時には人が並んでいた。

僕は犬の散歩がある。出勤前の七時に公園に向かわなければならない。犬を連れたまま店の前の張り紙を読んだ。

「今日は少々ではありますが、マスクの入荷がありますす」

それがこんな行列になっているんだと分かった。

それから数日後、トイレットペーパーの入荷があり、「お一人一個」と張り紙があった。

犬を車に入れて……僕も並んだ方が良いのか？　戸惑いがあった。なにしろ犬が居るのでトイレットペーパー、ティッシュペーパーは絶対に必要である。まさか一時間半も並んでいたら業務に支障が出る。できない話だがペーパー類は欲しい。

体と心とがバラバラになる。反応してしまい、焦りまくりであった。なぜそんなに焦るんだ。

店の前に張ってある紙を読んだからである。

世の中は、大変なことになって来た、と焦ったのだ！

三月上旬はコロナウイルスよりも品物がなくなって来ている。そのことに反応していた。

普通の生活が普通でなくなった

ところが、日がたつにつれ、TVニュースで毎日、日本の各都道府県や都市で増えるコロナウイルスの感染者数が発表される。

学校も、大手企業、デパートも短縮営業となった。

小・中・高等学校も休みになってしまった。コロナウイルス感染症も怖いが……普通の生活が普通でなくなったことで、心の整理がつかない。

「何をどうすれば良いのか?」分からない戸惑いがあった。

三月下旬から医療関係者にもコロナウイルス感染症が出るようになった。

「TVでは医療崩壊が起こらないために、外出を控えるように」と発表された。日に日に東京でも患者数が増えている。それにともないスーパーマーケットの棚から「カップラーメン、米、缶詰」等が消えていった。

僕はドッグフードを買いに行った。「缶詰はお一人様一個」と言われた。そんな馬鹿なことってあるのか！　レジで缶詰一個以外のものは没収された。そんな馬鹿なことが起こるから、家に帰って再び買い物に来る人がいる。日もちする物は棚からなくなっていく。今度は棚から「味噌」が消えていた。マスク不足と医療崩壊と食品買い占めの事態が起こると、人の心は焦りまくってしまう。そこで、とんでもない行動をするようになる。

買い占めたトイレットペーパーとカップラーメンを部屋に積み上げる。毎日買い出しに行かないと安心感が得られなくなる。精神的な病気に近づいている。普通の人たちは自分が精神的なメンタルの病気に近づていることなど計算していない。

あと、ひとつ問題が起こると「メンタルの病気」になってしまう。直接自分に関係した問題が起こる。間違いなく人は不眠になっていく。企業が休業に追い込まれる。これから先、どうすれば良いのか？　誰に聞いても答えられない。

人は口を結んだまま聞いても答えてくれない。

誰でも先のことを考えると不安になってしまう。という事態が起きている。

そして不眠が続くと誰でも落ち込む。


コロナウイルス病により、うつ病を発生してしまう仕組みが起きている。目先に起こっているコロナウイルスの患者数が増えるにつれて不安感を抱く。毎日の不安感と仕事がなくなる、経済的に蓄えが減るという恐怖。

その不安感で眠れない日が続く。三日続けばうつ病になっていく。また自分がうつ病を患っているが、自分で気がつかない。そのためうつ病を放置するという状況に入ってしまう。

なぜ、うつ病を放置してしまうかというと、目の前にコロナウイルス感染症患者がいる。自分はといえば、うつ病で体がだるくて何もしたくない。でも、その体のだるさ、不眠は、「TVばかり気にしてニュースを見ているせいだ!」と自己診断をしてしまう。

心に余裕がなくなっている

病院、クリニックの待合室でコロナウイルスが感染すると思っている人は多い。今までは問診が短いと怒っていたのに、「今日は薬だけにして下さい」と言う患者さんが多い。

「早く問診して下さい」と言う患者さんもおられる。

医師の立場上、問診して薬を弱くしたりする調整をしなくてはならないのであるが、「今日は薬だけにして下さい」と二度も言われてしまう始末である。

コロナウイルス感染症で人の考え方が変化してきている。自分の都合を主張するようになってきている。

それだけ、人々の心に余裕がなくなってきている。これが一歩間違うと、暴力的な行動となる。今は一歩手前である。

無理もない。会社にいつ行けるのか分からない。会社が不況になり「いつ退社させられるか」分からない。こんな中途半端な立場に立たされる。

コロナうつ病が発生しても無理もない。自宅勤務とは自由で良さそうに聞こえるが、実は中途半端な立ち位置に置かれている。

目に見えない壁の向こう側にコロナがいて給料が入ってこない可能性とクビになる可能性がある。姿の見えない敵と独りで戦う時間が一日中続くわけである。うつ病になっても無理はない。

そういう環境が東京を中心に日本全国に広がってきている。誰かに文句を言いたいが相手がコロナウイルスであるから、文句を言えないことにストレスを感じてしまうのである。

いつ終わるか分からない状況は、人の心に大きな負担をかける。ストレスを与えてしまっている。

コロナウイルス感染症は、目の前にいるコロナウイルスと戦う戦争と言ってもおかしくない。

2章

突然症状が現れてくる「コロナうつ病」

悩みが発生すると脳から分泌ホルモンであるセロトニンが急激に減ってくる

新型コロナで会社、学校に普通に行っていた環境がまったく変化してしまう。今まで通りに会社、学校に行けなくなる。

一日、二日、三日間はそれなりにしたいことをして過ごせる。三日以上生活が変わることによって「ここから先どうしよう？」という悩みが発生してしまう。

悩みが発生することで脳から分泌されるセロトニンが急激に減る。セロトニンが減るとどうなるか？

人の体と感情に異変が起こってくる。

うつ病を発生させることになる。そして、会社や学校に行けなくなると……。

「不安」と「ストレス」を軽減させる「オキシトシン」が分泌されなくなる。

「オキシトシン」は痛みを和らげる、感情を左右させるホルモンである。

大切な人と会った時、抱きしめられた時、楽しい会話で安心した時に分泌される大切なホルモンである。

会社、学校に行けなくなるとオキシトシンは減り、うつ病を発生させることになる。セロトニンと同様に大切なホルモンである。

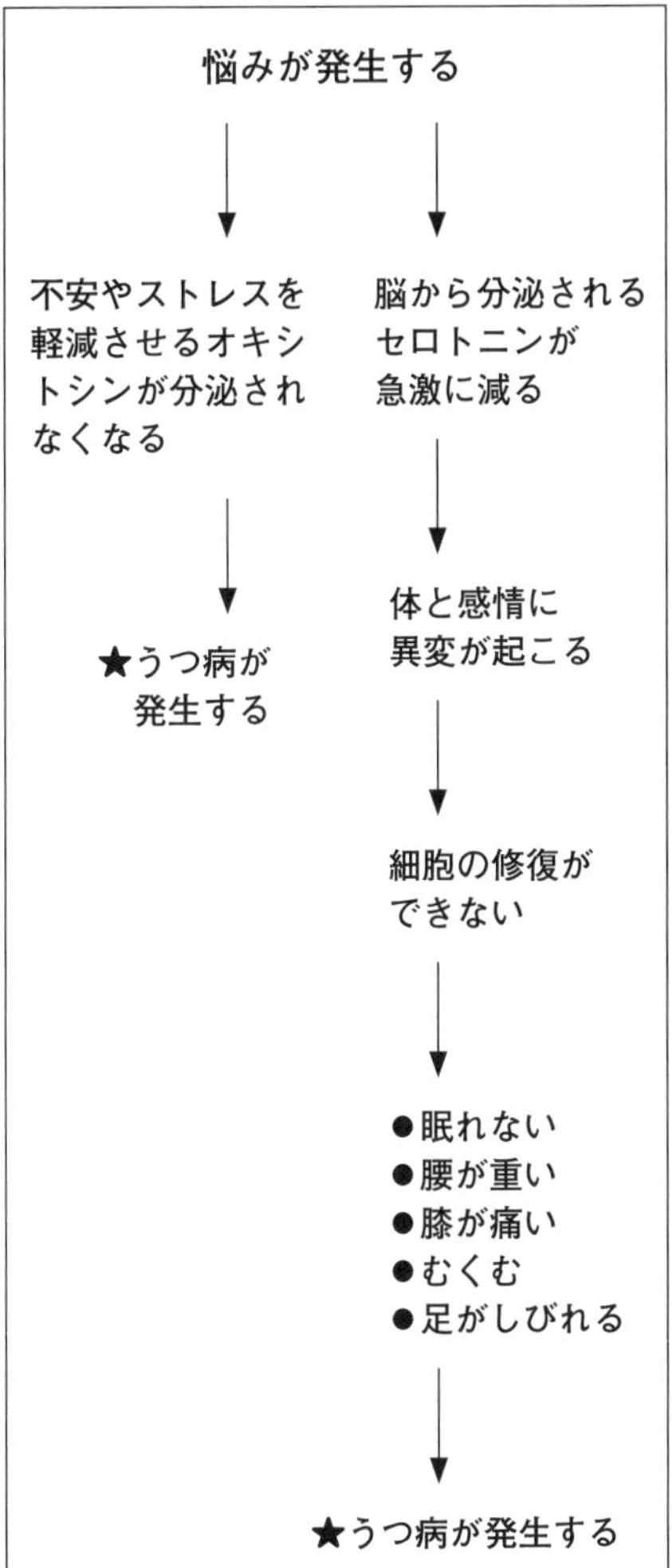
悩みが発生する
不安やストレスを軽減させるオキシトシンが分泌されなくなる
★うつ病が発生する
脳から分泌されるセロトニンが急激に減る
体と感情に異変が起こる
細胞の修復ができない
●眠れない
●腰が重い
●膝が痛い
●むくむ
●足がしびれる
★うつ病が発生する

悩みが発生すると脳（前頭葉、頭頂葉、側頭葉、後頭葉）からセロトニンとオキシトシンの分泌が減少し、下記の症状が出る

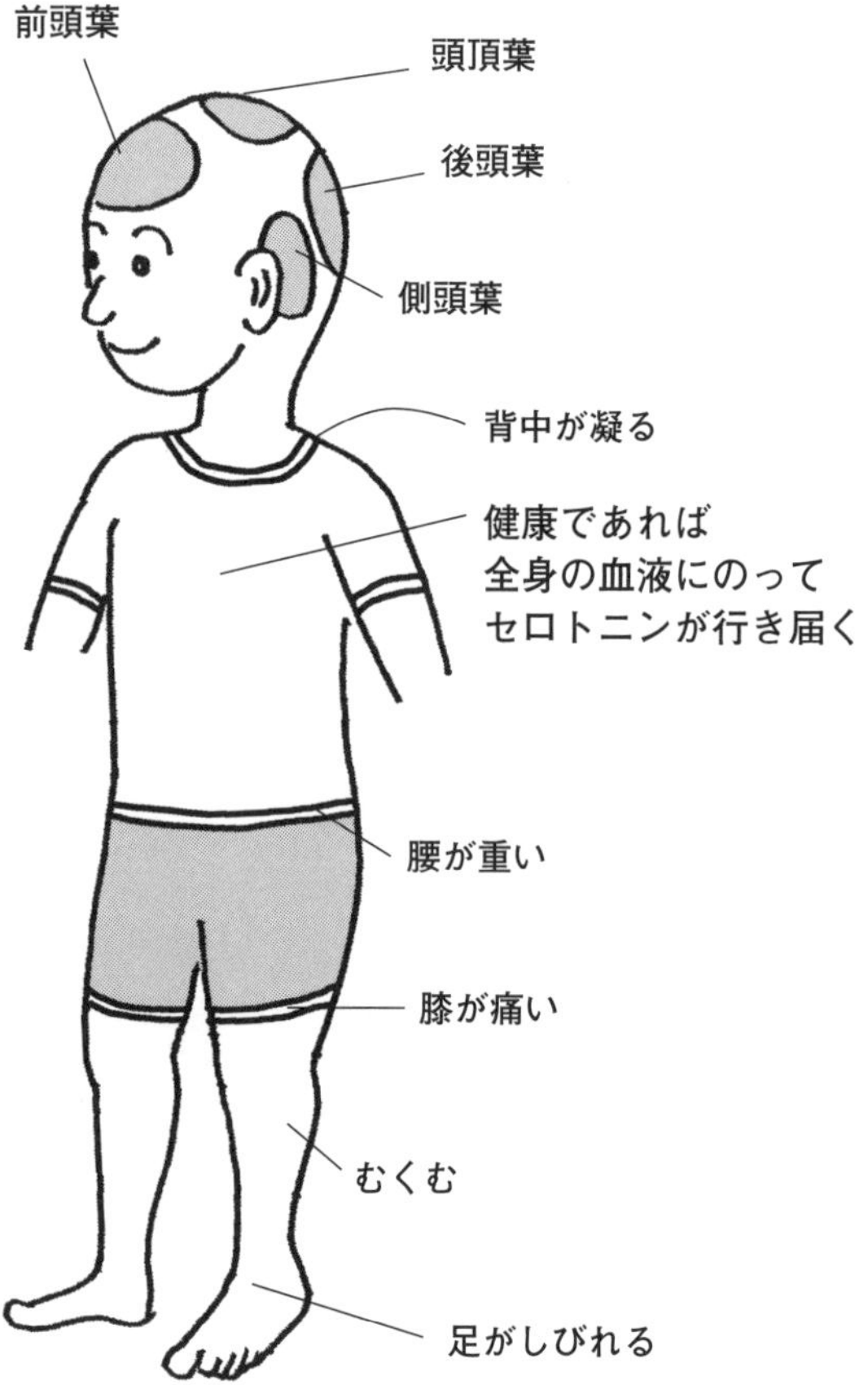

血液の流れにセロトニンが運ばれる。「毛細血管まで」運ばれるのである。

運ばれたセロトニンは細胞の修復をする。

深い睡眠がとれる人は眠っている間に細胞修復が行われている。

「あ～あ、スッキリした。よく眠れた!!」スッキリ感は体が軽くなっていくこと。眠っている間に疲れた所を修復しているからである。人が悩みを抱えると、深い睡眠が取れなくなる。

そのため疲れた体のダルさを残したまま次の日を迎える。疲れが溜まったままになる不眠症状が始まる。まぎれもなくうつ病がスタートする。

うつ病はこんな症状で始まる

(1) 身体がダルい。
(2) ヤル気がなくなる。希望の光が消える。
(3) 食欲がなくなる。

(4) 不眠を気にして、酒を飲むようになる。

(5) 人と会いたくない。「人と合わせる」のが苦痛になる。
だから、人と会わない、しゃべらなくなる。

(6) 散歩も面倒臭くなる。動くことが苦痛になる。

(7) 笑わなくなる。

(8) 風呂に入るのも面倒になる。

(9) 男性はヒゲを剃るのが面倒になる。

(10) 女性は化粧をしなくなる。髪を整えなくなる。

(11) 洗濯を面倒くさく思う。

(12) ゴミ出しをしなくなる。

(13) 同じものをいつも食べるようになる「ラーメン、ギョウザ、チャーハン」。

(14) 深夜まで起きている。

(15) 朝起きると身体の関節に痛みが生じる。

(16) 太陽が気持ち良いと外出したくなるのだが、気持ちが良いと思わない。

(17) 掃除をしなくなる。
(18) 風呂、台所、トイレ等水回りが汚い。
(19) 食事も面倒で、「カップラーメン」で済ませてしまう。
(20) 目の奥が重だるい、痛みも少しある。
(21) 今まで興味を持っていたことが興味がなくなる。「趣味」に出かけなくなる。
※以上の症状が一つでもある人は、うつ病が始まる危険がある。
※以上の症状が二つ以上ある人は、うつ病に入っている可能性がある。
早くメンタルクリニックに行き診断を受けよう。
※早期発見は、早く薬とカウンセリングで治せる。
※放置することによって、突然自殺になってしまう危険性がある。

バランスボールの上に立っている心

人の心がバランスボールの上に立っている状態である。そこには、いつまで

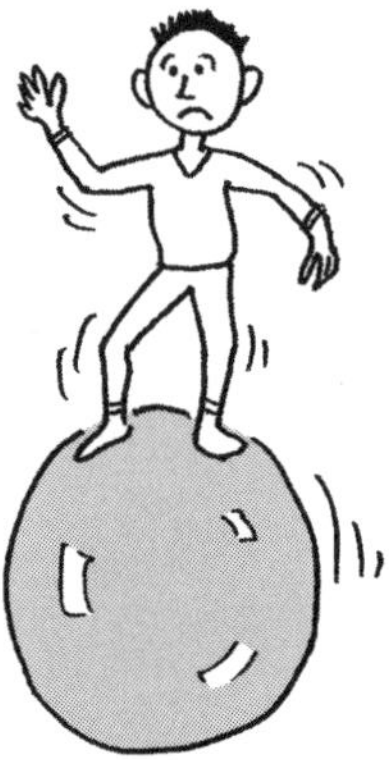

バランスボールの上に立っている状態の心

も立ってはいられない。

「この先どうなるのか」分からないことが日々のストレスをふくらませてしまう。

内定している会社によっては、アルバイトを認めないところもある。どのようにして生活しようか？　若者なりに考える日々である。

大学を卒業したばかりの新入社員たちは貯金は少ない。長期の内定が延びることで、バランスボールの上に立っている状態の心が続く。笑うことすら忘れてしまい、うつ病になってしまうことになりかねない。

コロナウイルス感染症について毎日患者数と死亡者数がＴＶニュースで流れている中で、日々うつ病を発生させている状況にあることが怖い。

火山が爆発する前の静けさに片目を開け、耐え続けているがいつ爆発するか!!

TVの報道を一日中見ていると、まだ会社に行けそうもないと感じる。

最初は、うつ症状が軽症であるのに、毎日のニュースを見ているうちに重症うつ病に入ってしまう。コロナうつ病は、今までのうつ病と異なる点がある。

突然症状が現れてくるコロナうつ病

今までのうつ病はゆっくりした坂道を登るように重症化していく。だが今回の場合は、突然うつ症状が現れてくる。その理由は、いくつもの悪いことが重なるからである。
①コロナうつ病は「生活がやっていけない」という不安。
②就職先が見つかっているが「会社へ出勤できない」という状況。
③直接、金銭不安が重くのしかかってくる日々。

④自分がもしコロナウイルスに犯されるのではという不安。

同時に三つ以上の心配を抱えると人は正常心を失う。「注意している人」でも挙動不審《きょどうふしん》な行動をしてしまう。例えば、バッグを置いたまま席を立つ。気づくとバッグがない。例えば、信号が赤でも横断して車にひかれる。

コロナうつ病に若者たちがかかると、人生経験が浅いためにパニック状態になってしまう。

すなわち、直接行動に出てしまう。直接行動のひとつに「生きていても仕方ない」と追い詰められた考え方をしてしまい、突然自殺したりする。

私が、このたび警告したい内容は、誰にも何も言わず死んでしまう「追いつめられた、突然の死」である。

二〇二〇年三月・四月は、コロナウイルスに感染した患者数・死亡者数に人の目が行ってしまっているが、気がついた時、不安定な時間を過ごした人たちの突然の自殺が起きていなければ良いと願い、警告させてもらっている。

「早く良い薬が開発されるように……」

次の症状が出たらすぐに専門医に受診しよう。

●朝起きられなくなった。
●深夜になっても寝付けない。
●体が重い、だるい、動きたくない。
●なんとかしなければならないが、どうすれば良いのか、頭と心とが整理整頓できない。
●人と会って悩みを話したいが、人と会うことがわずらわしい。
●太陽がさわやかな光を降りそそいでいるのに、気持ち良いと感じない。
●お天気が良かろうが、雨が降っていようが、自分にはまったく関係ない。
●食欲が落ちた。
●服装、髪等「身なり」に気をつかわなくなった。
●どこでも座る場所があれば、すぐに座ってしまう。
●大声を出して笑うことがなくなった。

●三日間以上の不眠。
若者たちでも以上の症状が二つか三つある時は、うつ病に入っている。軽症のうちに治そう。

若者たちは深く考えずに、死んで楽になろうと思う人もいるかもしれない。


死んで楽になろうとして電車に飛び込む。

電車を止めた。賠償金が数千万円かかる。

両親が払えない時は兄弟。兄弟が払えない時は従兄弟にくる。

自殺して楽になることは絶対にない。

自分からその先七代、苦しむことになる。

どんなに苦しくとも、生きていかねばならない。

アパートで自殺すると大家さんによっては、アパート建て替えをしないと「次の借り主が見つからない」と言って、賠償金は安くても数千万円になってしまうこともある。

そうした現実を知らない人が多く、自殺されたご家族は「息子、娘」の死の悲しみと、賠償金をかき集める苦しみを負わされる。

自殺することは許されないと知っておこう。

うつ病が発生する経路

一月　コロナウイルス感染発生
「コロナうつ病になっていない」

二月　毎日TVニュースで感染者数が報告
「コロナうつ病になっていない」

三月　大都会に感染者が多く発生
「コロナうつ病になる環境に入る日数に到達してきた」

四月　大都会に感染者が三月より増加

仕事に行けない人も出た。

経済的に苦しい立場に立つ。

「コロナうつ病になる環境ができ上がってしまった」

五月 行動自粛が続く
会社再開の目処がついても元の勤務状態にならない。

多くの企業が停止している。

ストレス解消するため、酒の量が増えたりする。

「コロナうつ病とアルコール依存に入る」

六月 経済危機を感じてしまう日数に達する
蓄えのある人でも、世の中が正常に動かないことで先々の経済危機を感じる。
特に話相手がいない、一人暮らしの人たちは先々を思い悩み、不眠になる日数に到達。

七月 コロナウイルスが少し終息したとしても経済の立て直しに追われる

個人的な悩みに対応がまだまだ難しいと考えられる。

七月、八月までの予測であるが、「明るい世の中には戻らない」と考えた方が良い。

新薬ができたとしても、一度混乱しグシャグシャになった経済は簡単には元に戻らない。

二〇一一年三月一一日に東日本に大震災が起こって、何年も過ぎたが、震災のダメージは大きく、今でも元に戻っていない。

今、コロナウイルスであるが大震災と同じ傷跡を残すと思う。経済の立て直しは個人個人の体力と精神力を奪うであろう。

明日の生活に怯える人は眠ることができなくなる。

「コロナうつ病」に入っていくのである。

妻が、夫が、コロナうつ病にかかると

主婦が「コロナうつ病」にかかることで「掃除、洗濯、料理」等、家の仕事ができなくなる。

子どもの送り迎えができなくなる。

夫が家事をするしかなくなる。

もしも介護を必要とするご両親と同居していたら、夫は手が回らなくなる。

夫も「コロナうつ病」にかかってしまう。残された子どもは菓子を食べて凌《しの》ぐしかない。

七月、八月の予測では、少なからず生活苦に怯える人たちが出てしまうと考えられる。

そんな時に「コロナうつ病」にかかることで働けなくなる。

世の中に明るいきざしが戻りつつあったとしても「コロナうつ病」にかかってしまうことで、朝起きれない症状が出る。

出社したくても、体がベッドにくっついて離れない。立ち上がり、トイレに行くのも時間を要することになる病気である。


経済的危機感を一カ月、二カ月と感じる。

人は不眠になる。そこで安い酒を飲んで眠る。ところが悩みがある時は酒を飲んでも眠れない。次第に日々酒の量が増える。

知らず知らずアルコール中毒になってしまう人たちが多い。

自分独りで飲んでグダグダ言っているのはいいが、家庭を持つ人は弱い者に手を上げるようになる。

子どもと妻への虐待が始まるきっかけが、ストレスによるアルコール依存である。

コロナうつ病による家庭崩壊

心が折れる時、コロナ災害とも言える仕事場を閉めなければいけない事態が、四月中旬から始まってきている。

いつから再開できるのか分からない職場の問題は、日が経つにつれ「ストレス」が溜まる。

夫婦間でもちょっとしたことが喧嘩の種になる。

「どちらがゴミ出しをするか？」

夫「妻の役目だろう！」と怒鳴る。

怒鳴り声に妻は腹を立てる。そこからお互いのストレスが大爆発。

妻の口に勝てないと思う夫は「スーッ」とどこかへ出かける。自動販売機でカップ酒を買ってベロベロで帰宅。

強気になった夫は家庭内で暴力をふるう。酔いが冷める。子どもと妻はいない、朝になる。

一度暴力を振るわれてしまうと恐怖感が残ってしまう。夫にあやまられても「ハイ、そうですか」と言って元の夫婦に戻れない。

これが普通の時であれば、家庭崩壊にまで至ることはない。

今は、コロナウイルス災害とも言える長引く自粛で、経済不安を引き起こしている。

夫婦間に経済不安が蓄積されていると、離婚の話まで飛び出してくる恐れがある。

世の中が暗いムードに包まれる時は夫が不安を取り除く行動をして、家族を引っぱっていかなければ家庭崩壊が起こってしまう。

夫の役目を果たすには妻と子どもへの精神的ケアーが必要である。

子どもたちを連れて公園で弁当を食べる。

笑顔を見せてあげる。

親の笑顔は子どもの不安を取り除く薬である。

公園の深緑の中で花をつみ、押し花作りをする。

その押し花に今日の日にちを書いておくだけで、立派な思い出作りができる。

世の中に平和が戻ってきた時に、今作った押し花が楽しい話の種になってくる。

先を見据えた強い気持ちが「コロナ病」と「家庭崩壊」を防ぐことになる。

面白いことが無いから家庭で面白いことを探す時間が、今できる心のケアーである。

一日、一回面白いことをメモする時間を持とう。


僕は今苦労して両親の介護をしている。

僕は患者さんの苦痛と向き合う日々を送っている。

そうした中で帰宅して「やれ、やれ」と言ってカバンを置く。手を洗い、うがいをして一日の反省メモを机に向かって書く。

書いていて、ふっと「静かだなあ〜。うちの（柴犬の）娘は？」

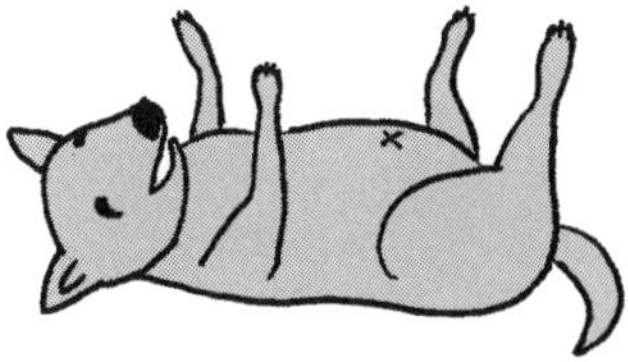

どこへ行ったんだろうと部屋を見回す。

そこには天井に向かって前足、腹、後ろ足が伸びている姿が……。

気楽な構えになっている。

鼻息がスゥ～スゥ～と音をたてていた。

腹もおチンチンも天井に向かっている。それは言葉にできないおかしい格好であった。

今日一日、「大変だ」と走り回って疲れているのは人間様だけなのか？　と思ってしまった。


笑えることとは、人を冷静にさせる薬である。こんな時だからこそ家族で笑えるメモ作りをしよう。

皆で一緒にいる時間の中で、笑いを刻んでいこう。

時が過ぎれば、楽しい思い出になる。夢って見るだけではない。作り出されていくものである。

「夢中になれる時間を過ごすこと」で心はケアされる。

子育てをしている人がコロナうつ病にかかると

コロナウイルスが終息を迎えるまでの半年、一年では、日本経済の流れは元には戻らないと考えられる。

そこで、会社側は、社員をリストラする方向に進む。それでも「会社が危機を乗り切れない」となると、廃業を決める会社も出るだろう。

企業で働く人たちは当然、先の先を読んでおられると思う。

どちらにしろ良い方向が見えてこないとなると、社会という器の中にどっぷりつかっている今、考えも及ばない心の病が足元まで来ている。

家、マンションのローンを払うことができなくなるのでは？　その不安で不眠になってしまう。

「三日以上続く不眠」はうつ病に足をかけている。

子育てをしている人たちは切実な金銭問題が起こってくるだろう。

長引けば長引くほど悩みが深くなる。そして「コロナうつ病」が多くの日本国民に出てしまう恐れがある。

「ローンの先伸ばし政策」を実施して欲しい。先の希望が見えない所にどっぷりつかってしまうと小さな命が危ない。

親が先々のことを心配するあまり「コロナうつ病」にかかると最悪、「一家心中」があり得る。


一度うつ症状を出してしまうと、他の問題が起こる。いとも簡単に深いうつ病になる可能性が高いと申し上げたい。

人の心は強く見えても「生活を支えている収入が減る」「お金が入ってくるあてがない」この局面にさしかかってしまうと、見る影もなく壊れてしまう。

高学歴の人でも、肩書きのある人でも壊れてしまう、という弱さがある。

人の心が壊れる前に、何とかしないといけない。


少し考え方を変えてみてはどうだろう!!　たとえば、こんな方法もある。

田舎では、住人を増やす対策をしている市町村がある。

一家が住んでくれれば、家の前の畑が無料だったり、家賃が一カ月五千円だったりする。

市町村により優遇が異なる。コロナウイルスが終息すると、大都会からの田舎への大移動が始まる気がしてならない。大都会は仕事が豊富にあるから人が集まって大都会を作り上げてきた。

豊富な仕事が選べなくなると、大都会に、どんな魅力があるのだろうかと思う。

住むのは大都会だけではないと言いたい。

テレワークが進んでいる今、離れたところに住んでいても可能なことも多い。

人はそれぞれが幸せになるため生まれてきている。

一時的な困難さを全てと受けとめず、自分自身を追い詰めるようなことをしないで下さい。

親のうつ病で子どもが犠牲になっている

親が心の病を発生してくることで……子どもが虐待される。

●思う存分遊べない子どもたちのエネルギーが親を怒らせている。

●部屋で騒《さわ》ぐ。

●部屋で跳《と》びはねる。

注意するが、三〇分も経たないうちに騒ぎ始める。

そこで、

●子どもたちが楽しみにしている「おやつ」を与えなくなる。

●親の言うことを聞かないという理由で、食事を与えないネグレクトや、子どもへの精神的虐待も出てくる。

●コロナウイルスによる世の中の騒ぎが、子どもたちの心を傷つけている。
●親のストレスを子どもたちにぶつける虐待が起こっている。
困ったことに！　親側は虐待をしているという意識がない。
子どもたちが今、受けた精神的虐待、肉体的虐待は一生の傷として残っていしまう。
●時間は流れ、子どもたちが思春期に入る。
だいたい前思春期は「中学生」そしてその後に「高校生」となる。
●親と身長が同じくらいになったのを目安に「精神的虐待を受けて育った子ども」は「親を殴る、ける、突き飛ばす」という家庭内暴力をスタートさせる。
●暴力で表す子どももいるが、親の困ることは、何でもやる、行動する子どももいる。
例えば、
●親が大切にしている車を無断で乗り捨ててくる。
車の鍵は竹林に投げ捨てる。

●親に暴力で勝てる自信がつくと、親から「金を出せ」と言って金を出すまで殴り続ける。暴力で金をせびるようになる。

子どもにストレスをぶつけることはやめよう

子どもを虐待してはいけない。子どもはしっかり親から受けた苦痛を覚えている。

親の側はしつけのつもりで手を挙げ、殴ったつもりでも、子どもはその時の痛みに耐え「いつか、仕返しをしてやる‼」と決めて、痛みに耐えている。

子どもの心を分かっていない親は、先々痛い目にあうだろう。

親の側は虐待したつもりはない。しかし、子どもは受けた痛み、そして罵倒され、怒鳴られて過ごした精神的苦痛は決して忘れない。

親と子どもの食い違いの穴は、子どもの成長と共に大きくなっていく。

人は「中学、高校」は、反抗期だと思いがちである。

しかし思春期に入っても反抗しない子どもたちもいる。

育った過程で、親が子どもの目線で話をして常識を身につけさせる。そういう育て方をしている子どもは反抗はしない。

今、コロナウイルスで親たちが先々の不安を抱えている。

子どもにストレスをぶつけることはやめよう。

子どもは四～五年で急成長する。数年後に家庭内暴力で親が殺される。

「殴る、蹴るをされて、頭を柱にぶつけて亡くなった」そういう母親が現実にいる。

子どもは少年院に入り、思いもよらない人生を送ることになった。現実を見ているだけに、子どもに親がストレスをぶつけないようお願いする。

子どもは親が思っているほど「赤ちゃん」ではない。

親が大変な時、親が苦しい時、早く大人になって親を助けたいと子どもは思っている。

精神的な重圧が反抗期に暴力として出ることがある

子どもを一人の人間として見てあげよう。親の気持ちが伝わっていく。

「親は自分より立派になって欲しい」と思う。

知らず知らず子どもに精神的な重圧をかけてしまう。そのことが反抗期に暴力として出ることが多々ある。

「自分にできないことを子どもに望むな!!」ということを大声で言いたい。

考え方を変えると、子どもを誉めてあげることが簡単にできる。

誉められた子どもはうれしくってなにごとに対しても頑張る人に成長する。

教育は難しくない。教育は楽しいことである。

誉められた子どもは、親よりなにごとも上手になろうとする。

昨日まで芽を吹いていない植木に今日は芽が出てきた。

子どもの成長と植木は似ている。

植木の根元を何度も何度も踏むと土が固くなり、根が呼吸できなくなる。根から栄養が取れなくなり枯れてしまう。

子どもも同じで、叱られてばかりだと「自分は馬鹿だ」と思い込んでしまう。できる勉強やスポーツの才能の芽をつんでしまうことになる。

> 四月一一日
> 朝八時一五分。
> 晴れて太陽はさんさんと照り輝いている。
> 犬を連れて高層ビルが立ち並ぶ歩道を歩く。
> 大都会なのに人が居ない。
> 人が居ない大都会を今まで見たことがない。
> 理由もなく、不安が走ってしまった。

環境変化の恐ろしさ

二〇歳の女性。

学業がよくでき、国立大学に入学した。それも薬学部。

勉強はできるが、人が多く集まる大学へ行くと体調不良になり吐き気が起こる。机を前にして長く座ることができない「心身症」で休学中である。

一年で治るという見通しがつかない。

アルバイトができません。症状が深く本人が一番困っている。

通院も難しくなってきている。

一年留年してでも学校を続けて欲しいと思うが、親の仕送りも、ままならない。「大学を退学する」と本人は言っている。

もったいないからと引き止めてはいたが、本人の希望で大学を辞めた。

環境変化は、その人の人生を狂わせることがある。

精神的な弱さは「ここ一番」に立ち向かうことをできなくする。

時に心に雪崩《なだれ》が起こってしまう。

心の病は日数が過ぎて出てくる

心の病は、今のように世の中がコロナウイルスで騒がしい時は、すぐには発病はしないことが多い。

世の中が外出自粛で変わってくる時間が過ぎ、しばらくして落ち着いた頃「うつ」「心身症状のイラ立ち、怒り」が症状として出てくる。

個人差で「うつ病」で出る人。

個人差で「心身症」で出る人。

大きく分けて二種類で出ることが多い。

①はやる気持ち

→

②これでやっと大学に行けば、ほっとした気持ちになる

→

③ところが再閉鎖または強い自粛がかけられる

→

④先が読めないことへの不安感はやる気持ちを砕《くだ》かれる

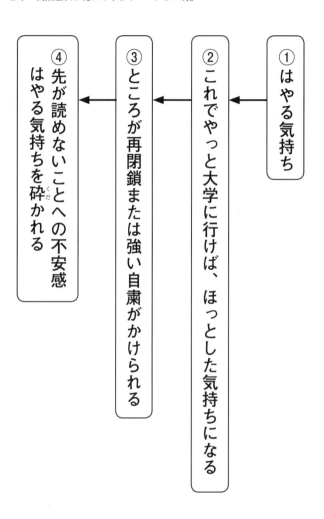

二〇二〇年に東京で大学入学が決まった。しかしコロナウイルスで大学は閉鎖してしまっている。そのため他府県の実家に帰って勉強している学生たちも多いと思う。

ゴールデンウィーク明け、大学がオープンされれば、それほど問題は起こらないだろう。しかし、もしコロナウイルスで大学の閉鎖が延長もしくは再閉鎖になった場合に「うつ病」「心身症」を出してしまう恐れがある。

前ページの④のところに差しかかると出やすくなる。

●字を書こうとした時に手が震えたりする。
●物が喉《のど》を通らなくなったりする。
●当然、夜眠れなくなる。

司令官である脳がストライキを起こすと

なぜそんなことが起こるのだろう。

脳中枢から生命を維持するために健康であれば脳内分泌ホルモンを出している。

セロトニン　←　疲れた細胞を治す
ドーパミン　←　感情をコントロール

大学へ行って良いですよ!!
←
でも、やはり安全のため再閉鎖しようとなった場合、はやる気持ちに急ブレーキをかけられる。
←
脳中枢は「前に進むのか」どうするのかはっきりしてくれないか？　と怒り始める。
脳中枢が「じゃあ、どっちにするか？　決まるまで一度大切な分泌ホルモン

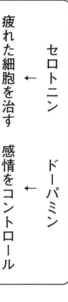

を出すのを止めよう!!」
　脳が怒ってしまった。
　　←
司令官である脳がストライキを起こすと、生命を維持する次の器官である自
　　←
律神経が乱れを起こす。
　すると体に異変を訴えてくる。
●体がだるい。
●何をするのか分からない。
●朝動けない、朝外出できない。
●学校や会社へ行かなければならない。その時、もう一人の自分が存在するよ
　うになる。

「会社なんか行かなくていいよ!」

「そうだなあ～行かなくていいか」

　登校、出勤拒否のうつ病に入ってしまう。

「大学。それがなんなのだ、大学へ行っても何も面白いことなどない。行かないでこのまま眠っていよう」

もう一人の自分が囁《ささや》く。「そうだなあ〜もう少し眠っておこうか！」

人には弱い自分と強い自分が存在している。

体調不良が出てくると、やる気まんまんの自分は隠《かく》れてしまう。

そんな時、弱い自分が出てくる。

何をするのも面倒臭い。やめとこ！　やめとこ！　と言って努力する心を押さえつけにかかる。

悪いこととは知りつつ、怠け者に変化してくる。

世の中で言う「引きこもり」になってしまう。

きっかけは！　コロナウイルスによる「学校、スポーツセンター、娯楽施設」等の封鎖によりストレス発散ができる場所がなくなった。

公園は封鎖対象外であるが、毎日独りで行きたくない。

家族や犬が居る人は毎日行けるが、人が少なくなった公園はすれ違う時にさっと避けられる。

僕！「何か悪いことしたっけ?」と思う避けられ方をする。あまり気分が良いものではない。

日常生活が生き残りゲームのように変わった。

別の世界を初めて体験する今日この頃である。

うつ病、そして心身症も特別の病でなくなる。

社会環境が変化することで、心の病を知らなかった誰もが患うようになってきた。

コロナウイルスが猛威をふるっている。どうしても目も心もそちらへ向いてしまうのは当然だろう。

コロナウイルス感染症とはまったく違う「心の病」が忍びよっている。

3章

心の乱れが「心身症」を連れてくる

四月一六日
依然、減る傾向がないコロナウイルス感染病の患者さん。
今日は新たに一四九人の感染者となっている。

夜九時、消毒液を手に入れたくて電車に二駅乗車。
大きな薬局へ行った。
東京が東京でない様子。
ひとつ車両に僕一人が座っていた。
体を乗り出して前の車両を覗いた。
二人のお客さんが座っているだけ。
「今、車両強盗に遭ったら、助けを求められない！」
そんな怖さを感じた。

どっちつかずの毎日を過ごすことの不安

今までは、電車が行ってしまっても二分～三分でホームに人がたくさんになるのが当たり前だと思っていた。それが五〇年間で初めて電車の中にもホームにも歩道にも人がいない。今までそういう東京を見たことがない。

コロナウイルスは本当に悪の大魔王である。

あっという間に東京の人の流れを止めてしまった。

一車両に一人の客である。

人の居ないホームに立っていると、何か怖いものを感じた。

変わり果てた東京の街を見れば、誰だって異変を感じる。

「この先どうなっていくのだろう?」と思うはずだ。

四月一六日「一人一〇万円の給付金が支給される」。

そのTVニュースが流れた。


お金をもらうのは助かる。だが給付金一〇万円がいつまで生活費としてもつのだろう?

給付金を使い果たした頃、仕事が復活するのだろうか? 不安要素が次々に出て来る。どんな困難な時でも、ここまで頑張ればコロナウイルス問題が終息する、といったはっきりした目標があれば、どんな困難でも乗り越えていける人たちが多い。

しかし、なにしろウイルスであるがゆえにどうなるか分からない。

行動の自粛が解除されて数週間後で感染が再び爆発するケースも考えられる。

再び自粛が発令されてもおかしくない。

給付金は使い果たすが仕事にも行けない。

精神的打撃が必ず来る。

どっちつかずの毎日を過ごすことが「うつ病や心身症」を出して来ている。

四月一七日
　新型コロナウイルスはたちが悪く、強いウイルスである。
　新しい薬の開発が急がれているが、とどめを刺す薬には至らないのが現状である。
　誰を責める訳にもいかない、もどかしさがある。
　簡単に死んではならない。
　命ある時は美しく光る。
　命がなくなってしまうと物体でしかなくなる。

ニューヨークで、コロナで亡くなっている人たちの死体がコンテナに積み重ねられる。本当に悲しいのに涙が出ない恐怖がある。

人が生きていて光る存在である意味を、叩きつけられている気がしてならない。

心の乱れが自律神経をかき乱し、心身症が発生する

東京の感染者数が四月一七日に二〇〇人になった。
これからどうなって行くのだろう、とTVニュースに釘付けである。
ここから先は、
●経済的打撃によるうつ病患者さんが増える。と予想される。

●心の不安感が心身症（動悸、頭痛、下痢）を発生させると考えられる。
心の病である「うつ病、心身症」についてまったく興味を示さない人も身を守るため、耳を傾けていただきたい。

心の病に興味を示さない人から順に、脱落する危険がある。

コロナウイルスは急速に増えたり、一時静かになったり、横ばいになってはまた急速に増えるということをくり返し、静かに終息すると考えられる。

コロナウイルスの乱高下によって人々は安心感を乱高下させる。

心の乱れの乱高下は自律神経をかき乱す。

そこで心身症が発生してしまう。また、うつ病を伴うこともある。

学童が出す症状

学校閉鎖、そして少し登校しては、また閉鎖になる。

子どもたちの生活が乱れてくる。今までは、

●朝七時に起きていた。
●昼、給食を時間通りに食べていた。
●帰宅して少しおやつを食べる午後三時。
●塾に行って一七時〜一八時に帰宅する生活を送っていた。

しかし、一日の決まっていたことにズレが生じる。

朝起きる時間が学校閉鎖で八時だったり九時だったりして違ってしまう。そのことで自律神経の乱れが始まる。

一番悪いのは床に着く時間が遅くなることである。

学校閉鎖で朝七時に起きなくても良い。

体は正直で、「そうか朝七時でなくても良いのだ!!」「遅くまで夜起きていても良いのだ!!」と思ってしまうと、一番悪い習慣ができてしまう。

それまでは夜九時、床に入っていた学童たちが、夜一一時、一二時までTVを見たりゲームをして床に着くことが遅くなっている。

コロナが収まって、学校が始まったとする。しかし行ったとしても教室で落ちつきがなくなる。
●教師から注意されることがたびたび起こる。
●学校へ行きたくない気持ちになる。
●不登校になるきっかけをつくる。

学童の心身症が始まる。
●朝、学校へ行く時間が近づくとトイレに走りこむ。腹痛、下痢が起こる。
●子どもによっては頭痛になる。「お母さん、学校に電話して欠席と伝えて欲しい」と言うようになる。
●子どもは体調不良で学校を休めることを覚えてしまう。
●不登校ぎみになる。
●学校へ行っても勉強についていけない。

●学校で孤立する。
●本格的に不登校が始まる。

親の間違いで深刻な事態となる

心身症を起こした腹痛、下痢の子どもに、慌《あわ》てて街の薬局で薬を買って腹痛、下痢止めを飲ませる。
●一回目は効く。
●そのうち効き目が短時間に変わってくる。
●そこで昼にまた痛くなった時に飲みなさい、と親が薬をランドセルに入れる。
●頭痛を出してきた子どもに対しても同じことをする。
●そのうち精神的な症状を出してくる。

子どもたちには、街の薬局で買った薬はだんだん症状を悪化させる。

精神科、心療内科の受診は「二回同じ症状を出してきた時が受診時である」

精神の病は早期発見が、その子どもの再発を防ぐことになる。

●親の間違いで痛みを抑え続け、時間がたってしまうと心身症が深刻な事態となる。

心身症の見逃しは、心の痛みの放置とつながっていく。

●中学に入学する頃、遠くの中学となった場合、バス停などの人が集まる所で「呼吸困難」症状が突然起こってくる「パニック発作」を出す子どもも珍しくない。

●一度パニック発作を出すと「人の集まる駅」「デパート」などで吐き気を起こしてくる。気分障害を出す子どもも珍しくない。

●パニック発作は心の病と知らないで放置した時に多くみられる。

●中学や高校の入学試験場で起きると、本人の希望校に入学できなかったりする。

これらは本人の人生を狂わせる挫折につながる恐れがある。

子どもの心身症の原因

子どもの心身症の原因は突然変わる日常生活にある。

●コロナウイルス問題で急に学校閉鎖になると入学式を楽しみにしていた。子どもの心から楽しみにする目標がなくなる。いつ学校へ行けるのか?

●目標があると心身症は起こりにくい。

●大人たちも行動自粛がかかっている。家庭内でイライラしてしまう。ストレスを子どもに向ける。「勉強しろ!!」と毎日怒鳴ってしまう。朝から晩まで怒鳴られる子どもは精神的重圧を感じる。心身症を引き起こす原因となる。

●「両親のストレス」や深酒、経済的な圧迫は大人になっても子どもを虐待する親になってしまうことも考えられる。

虐待した親は子どもを虐待したとは思っていない。子どもは「親に殴られた！」その痛みに耐える。だまって親の虐待に耐えて成長する（小学五～六年生）。

思春期を迎えた二、三年後に心身症がいろいろな形で出てくる。

虐待の痛みに耐えて成長することでリストカットをするようになる。中学生、高校生が多い。

心の傷を「リストカット」で手首を切ることで、血が流れ自分がまだ生きているという確認につながり安心する。

●嫉妬《しっと》で心身症になる。

学童期より小さな子どもであっても心身症を発生させる。

幼児（四歳）や学童（六歳～八歳）にとって自分の下に赤ちゃんが誕生する。親が赤ちゃんばかり抱くことで嫉妬感情が生まれる。

幼児は言葉で表現できない「心の淋しさ」を、髪を抜き「自分の頭にハゲを作る行為」に出る。これは親に心の淋しさを気づかせるため行う行為。こちらを向いて欲しいという願望が表れている。

僕のクリニックに通う四歳の患者さんがそうである。

母親に「赤ちゃんにミルクを飲ませた後に四歳児を抱いて下さい」とお願いした。

四歳児の、髪を抜く行為は止まった。


また自分の下に赤ちゃんが誕生すると、六歳～八歳の子どもが急に赤ちゃん帰りをすることも珍しくない。

上の子どもが母親に対して「僕の方を向いて」と甘えているサインである。

そのサインを見逃すと、幼い子でも心身症を発生させる。

心身症を発生すると「あとさきを見ない行動」をする

コロナウイルス問題が幼い子どもたちに心身症を発症させる環境作りをして

いることを忘れないで欲しい。

子どもを比較する環境が、コロナウイルスによる親の「自粛」によって作られている。

また、経済的圧迫で食費を節約しなければならない状況がコロナウイルスによって起こる。

それが子どもの心身症を発症させることになる。

「花子ちゃんの家ではケーキをおやつに食べている」

でも僕の家ではケーキどころか昼にオニギリ一個である。

比較の感情が続くことで親の顔を見るたびに首を傾ける「斜頸《しゃけい》」という心身症が起こる。また目をパチパチとさせる「チック」という心身症が起こる。

個人差で形は別であるが、心の病である。

絶えず爪を噛む行為をする。

リストカットは血が流れて傷になるが、爪を噛む行為も心身症である。

子どもが「心の病」にかかることを認めない親が多い。精神科、心療内科を受診することを認めない親のプライドの高さがある。

それが放置原因になっているのは確かなことである。

「子どもの心の病」は長期の夏休みに起こりやすい。

家出する中学生はいったん家に戻っても再び家出をする。

子どもにしてみれば幼い頃から親の重圧に耐えてきている。そういう深い根があり、隙《すき》を見て家出する。

家出するつもりで家では良い子を演じている。

知恵がついている中学生である。親が旅行に行った時などに家出をする。

心身症を発生すると「あとさきを見ない行動」をしてしまうことがある。

学童に対するアドバイス

コロナウイルス問題で学校閉鎖になっているが、

●起床時間は学校へ登校する時間と同じにする。
●床につく時間を普段通りにする。
●この二つの基本を守り、昼ご飯をしっかり食べさせる。
●午後一時三〇分から体のストレスを外に吐き出させるための「縄とびやランニング」を三〇分間行う。
●帰宅してから苦手な勉強をさせる。
●夕食の買物の手伝いを午後五時～午後六時にさせる。
●夕食後の手伝いとして風呂またはトイレ掃除を一緒に手伝ってもらう。
●夕食後は自由時間のリラックスタイムに家族でゲーム盤やトランプをするなど、その家庭によって毎日の予定を組んであげて欲しい。
●「親子の絆《きずな》」がこの先できるか、できないかはこれらにかかっている。両親の手伝いをするのはとても良いことである。
●学校があっても手伝いとして働くことを毎日三〇分でもやって欲しい。家族の一員としての責任を植えつけよう。

●今だからできる親への手伝いをしよう。

特に子どもの心の病気は「自信がない」ことで起こる。手伝いで自信をつけることは、親ではないとできない教育である。

●家の中のこと、身の回りのこと、たくさんの内容がある。

●飽きることなくできるように考えよう。

●どんなことでも良いので、上手にできる分野を増やそう。毎回誉めてあげよう。

●一番嬉しいのは、親に誉められることである。

●一番嬉しいのは、一緒にいて親に甘えることであり、その時心が安らぐ。

●子どもの異変は、食欲の有無で五〇％分かる。

食べ盛りの娘が食べなくなるのは心に悩みを発生させた時である。

例えば、中学生なら失恋、片思いの相手に好きな人がいることを知ると食欲が低下する。

反対に、悔しい気持ちを忘れたいために、食べて食べて食べまくる行動に出る。過食症の症状が見られる。

親に話せない悩みを抱くと、食欲がまったくなくなる。「イジメ」にあったりすると食欲がまったくなくなり、自殺を考えたりする。様子のおかしい時は専門医（メンタルクリニック）を受診しよう。赤の他人には心の悩みを出しやすくなる。自殺を防止できる。

小学生、中学生は悩みを解決できないうちに自殺という直接行動に出ることがある。

親にとって子どもに対しての重大なポイントとして覚えていただきたい。

中学生、高校生が心身症になる

コロナウイルス問題でクラブ活動が中止になっている。

自分の夢に向かって「プロ」を目指す人は少なくない。

「一年間、晴れ舞台に立つことができない」悩みは本人にしてみれば「筋肉低下、体力低下」で後輩に先を越されるのではないか？　と心配が拡大する。

自律神経を乱してくる。手の平に汗が流れるほど出てくる「多汗症」という形で現れることもある。

コロナウイルス問題で心身症を出す中学生、高校生は多くなっていくと予想される。

その理由に大きな三つの原因がある。
①中、高生になっている人たちはスマートフォンで育っている。機器類「インターネット、メール」で育って約一〇年たっている。脳疲労が日常ベースにある。その上に、
②コロナウイルス問題で、いつ部活動が再開されるのか決まらないイライラがつのる。
③学業の遅れが出るのではないか？　その心配がある。大学入試に間に合う勉強ができるか不安である。
高校野球（甲子園球場）が春・夏と中止になっている。頑張ってきた高校生

たちは、突然夢をたち切られる。その怒りをぶつける所がない。涙が止まらない。心身症を出してきている現実がある。

これらの三つの条件が同時に重なることで、心身症も深くなっていく。

あってはならない心身症の複合症状が出てしまう。


思春期の人たちが突然、円形脱毛症になり、手の平の汗がしたたり落ちる。多汗症にもなる。

異性から「キモチ悪い」と言われる。そして円形脱毛のハゲを笑われる。

本人は傷つく。学校にも塾へも行きたくない。
●無理して出かけようとする。学校に近づくにつれ気分障害や吐き気を出して突然座りこむようになる。
●登校しようと起きるが服が着られない症状もあり、二時間遅刻して担任に「どうして遅刻したのか?」問い詰められる。
まさか、服が着られないとは言えない。信じてもらえない。そして叱られると思い、急きょ「腹痛でトイレに行ったり、出たりで遅くなった」と答えてしまう。

●複合心身症はひとつの症状ではない。

本人の弱い所がいっぺんに二カ所または三カ所異変を起こす。また、日替わりで痛いところが変化する。

心身症に苦しんだ人にしか分からない辛い病気である。

複合症状について。

①幼い頃の親の離婚で祖父母の家に預けられ、親から切り離された「孤独感」を抱いて育つ。

甘える時期に甘えられないことで、常にしっかりしようと思う。

緊張を常にしていてピリピリした経験が根底にある。心の病がいつ芽を吹いてもおかしくない環境で育つ。

②独りであるからTVゲーム、ケイタイ電話を持って育つ。

脳疲労が始まっている日常生活。
③やっと目指す野球との出会いにのめり込む。そうした矢先に学校閉鎖となった。学校閉鎖が一週間と決まっていれば症状は出ないだろう。ところが、いつ学校に行けるかわからない環境である。
①の祖父母たちとの暮らしがいつ終わるか分からない。

経験記憶にフラッシュバックしてしまい心身症の症状を出している。
②の独りでTVゲームをして孤独へフラッシュバックしてしまう。
①と②が重なり合って自分の体の弱い所を攻撃してくる。

その症状は二つ以上が出てくるケースが多くみられる。
●手の震えと額《ひたい》に流れる汗をかく。名前を呼ばれると首がピクピクするチックが起こったりする。
●痛みが出る「頭痛、腹痛、嘔吐」症状に苦しむようになる。
複合症状が出る人が「修学旅行で症状が出たらどうしよう?」と思い悩むこ

とで、心身症でありながらうつ病になることもある。

今まで抑えていた感情が、コロナウイルス自粛の時期に出やすくなる。

複合症は環境の中で作られる

複合症は今まで生きてきた環境の中で作られており、コロナウイルス自粛によって病気として形づくられると理解していただくと良いと思う。

女性にとって「顔や手にアトピー性皮フ炎」として出ると悩みが増える。「アトピー性皮フ炎のアトが皮フに残ったらどうしよう」と娘心を悩ませる。

「精神科の病気は自分たちとは関係ない!!」と思う〝頭の良い両親〟もいらっしゃるでしょう。心の病気、特に心身症は、頭の良い悪いはまったく関係ない。

むしろ立派な高学歴者の両親の元では心の病気が出やすくなる。

その理由は親が子どもに勉強に対して期待をかけ過ぎてしまう傾向がみられる。「親の重圧」で心の病気を発症させるのは珍しくない。

子どもの長所を誉めてあげよう。伸び伸び育てることが良い教育である。

中・高生へのアドバイス

街全体、国全体がコロナウイルスを発生させている。

●今、考えなければならないのは病気にかからないように自粛をすること。

●これから先、生き伸びることが第一の目標である。命さえあれば、勉強の遅れは取り戻せる。

●心の焦《あせ》りは作り出さないで下さい。

焦る気持ちは、精神を追いつめることになり、心の病を出しやすくしてしまう。

若いということは素晴らしい。

いっぱい夢があり、いっぱい時間がある。

診察を受けるタイミングは「いつ」か？

この頃、なんだか以前の自分ではないと感じるようなことが二度あったら受診して下さい。

●朝、起きられない日が二日以上続く時は受診して下さい。

●夜、眠ったか、眠っていないか分からない。睡眠中夢ばかり見ている時は受診して下さい。

心身症・うつ病を発症しないためのアドバイス

●一日の目標があると心の病気にかかりにくい。

例えば!!　親を手伝うことを夢中でやるなど、手を動かし、体を動かすことでストレスが発散できるということがある。
●掃除が終わった、綺麗になった、サッパリした――この感情は脳内分泌セロトニンを作り出せる。
●次の目標を自ら決めて動く――流し台に溜まった皿を洗って片づけるなど。
●男女を問わず親が弱っている時に家のことをしよう。弱っている親が心から喜ぶことは身近な生活の中にある。
●重い荷物を運ぶため買い物について行き、持ってあげるだけでも親の心は強くなれる。
「子どもが親を助ける姿を見て……」

こんな立派に育ってくれた。喜びを感じるので、親は元気になれる。
●親のために思いやったことが、学校が再開し、部活動で部員の気持ちがわかる人間に成長している。そして部活動で必要な人材になれる。
●親のためを思って手伝いをしたことが自分のためだったりする。
●親の手伝いをして失敗をして家族で笑い転げることがたくさんあると、感情が正常に戻り心身症が治っていく。

●「笑い転げることが生活で多くある」と、脳内分泌物である「ドーパミン、セロトニン」が作り出される。

●自律神経の乱れを元の状態に戻してくれる。コロナウイルス対策で心の衝撃を埋めてくれる。

●「心身症やうつ病」の改善策は、日常で親に誉められて自信を持つことである。

●大笑いのできる日常生活が最も大切なのである。

大学生たちの心身症の発生

①大学に入学が決まっても大学での勉強が始まらない。いつから大学に行けるのだろうかと不安になっている。

②コロナウイルス問題でアルバイト先が決まらない。

「仕事をして、勉強をして、恋をして……」と青春を楽しむつもりが、ことごとく予定がたたなくなってしまった。

親の仕送りだけでは食べていけなくなる、と感じている心の不安が長く続くと「心の病」を出して来るのは間違いない。

人の心を直撃するのは「どっちつかず」のバランスが取れない状況であり、心の病を発生させる。
③大学四年になる人たちも心のバランスが取れない状況になっている。
先輩で卒業して就職先が決まった矢先に内定取り消しになった人たちがいる。

それを見て大学四年生になった人たちは他人事ではなくて、一年遅れて自分たちも内定取り消しがあるかもしれない不安に怯《おび》えてしまう。


ズルズルとコロナウイルス問題が続くことで、大学生さんたちはコロナウイルスに怯えながらもアルバイトを求めるだろう。

しかし店も企業も業務全開にはならない。

人を雇うだけの資金の余裕がないことでアルバイトの見込みがたたない。

そうなると学生にとって日常生活で切り詰められるのは「食費」である。楽しいはずの大学生活が苦労の連続となる。

僕の友人の子どもが大学に入ったが、通学中の電車で財布を盗まれた。田舎の子は財布を盗まれやすい。一円もなくなった。それで警察から電話があったので、僕は親の代わりに大学生の子をもらい受けに行った。

自分が悪くないのに被害に遭う世の中である。そんな目にあうと「人間恐怖症」に突然なる。心身症を出してくる。

不況になっていく七月、八月、これまで東京ではスリが減っているのに再びスリが増えると思う。生きるためにあらゆる手段を使うため「バッグのかっぱらい！」が起こってくる。

身を守るために暗い夜道は絶対に歩くべきではない。

自分の身を守るための注意が日常で必要になってきている。

大学生のわかりやすい心身症――「確認症」

●アルバイトをしたいが雇ってもらう所が不況で決まらない。
●就職活動をする将来を見据えた会社が決まらない。
●いつまで続くのかコロナ戦争。

このような問題を日々考えているうちに、気がつけば心身症になってしまうことが珍しくない。

人の脳は短期記憶と長期記憶とエピソード記憶とで活動が続けられている。大学生の心身症に多く関係してくる短期記憶について考えてみよう。

ボンヤリしている時に叔母から電話がかかる。

「こんな便利で面白い所があるヨ！」と電話番号を教えてもらった。人は数字を七ケタまで覚えられる。だが、余計なことを話しているうち、教えてもらった電話番号の七ケタがうっすらぼんやりしてくる。

短期記憶であるから、うっすらぼんやりするのだ。

日常生活で使う短期記憶を使ったらすぐ消して次の日常生活をくり広げていく。

短期記憶がいつまでも残ってしまうことで、次の日常生活に支障が出る。

そこで脳の長期記憶「一生忘れない記憶を刻んでいく」その場所に「海馬」と名づけられた部分がある。

「これ以上短期記憶を使うとダメ」という時、海馬のヒューズがとんで生命の危険を守る役目をしている。「一秒、二秒で起こる記憶喪失」と同じである。

大学生たちは頭の回転が早く即答できる！　頭が良いことにかこつけて、同時に多くの情報を処理しようとする。そうすると「脳が誤作動を起こす」。

そこで起こるのが心身症の「確認症」である。

確認症といっても一度や二度の同時進行で作業しても出てはこない。だが、

●コロナウイルス問題で学校にいつから行けるか分からない。

●アルバイト先が見つからない。
●今月の家賃をどうするか？
●食費が足りない、親に心配をかけるので言えない。
●友だちに夕食を誘われても、お金がないから断るしかない。
●経済不安が心身症を発生させる最大要素となる。「その先が見えてこないこと」である。
●同時に、いくつもの悩みを胸にかかえている。

頭の中で優先順位が決まらない。全部生きるための仮題である。「どうする、どうしよう」と毎日毎日一カ月以上思い詰める。そして対策が決まらないことで心身症を出してくる。

多くは気分障害等が症状で現れるが、心身症になる要素のある人は、「確認症」という形で発生しやすくなる。

隠れ「確認症」とは

大学生の時にアルバイトをした女性二〇歳。

コロナウイルス問題が起こる前はアルバイト先が多かった。「選《よ》りどり見どり」であった。だから時給が高い店を選べた。彼女はウェイトレスとレジ打ちができた。

●お客様のテーブルに行きオーダーを取る。
●キッチンにオーダーを持って行く。
●レジの前で支払いを待つお客様の対応に追われる。
●キッチンで先程のオーダーが仕上がっている。
●客席に持っていくなり、ドアの所で新しいお客様が待っている。焦る気持ちで、すぐ新しいお客様を席に通す。

アルバイト中は休むヒマも全くなかった。同時作業で、頭も足もクタクタになった。

半年が過ぎた。アパートの鍵をかけ、大学に向かった。階段を降りる。地面に足がつくなり、「あれ〜、電気を切ったかなあ〜」と引き返す。

「あっ、切ってあった。良かった」階段を降りて駅に向かう。「あれ〜玄関の鍵《カギ》かけたかなあ〜」とアパートへ引き返す。

大学に遅刻してしまうことがしばしばであった。

彼女だけでなく、忙しい人は誰でも経験があるだろう。

過密スケジュールをこなすことが毎日続くと、「隠れ確認症」を出してくる。

誰もが！　「確認症」を出して来ている。気づかない所に落とし穴がある。

心身症の病気である。

大学生の彼女は「就職活動」に入った。アルバイトも辞めた。

就職活動中に「アパートと駅とを行ったり来たりする」本格的な確認症を出して来た。

●就職活動先の面接に遅刻した。

●アパートの鍵をかけたかどうか？　分からない。
●駅から引き返す行動が続いた。
困り果てて、クリニックを受診することになった。
就職活動を再開するために病気になった経緯を説明している。
●今はスマートフォンをできる限り使用禁止するようにつとめている。
心身症からくる確認症は根が深く通院しながら様子をみなければならない。
●確認症になっていることを知らないということが放置の原因になる。
そうなると、さらに別の姿で症状を出してくる。

さらに「不潔恐怖症」を併発

今度は「不潔恐怖症」になることが珍しくない。
●電車の吊り輪に掴まれないので、ブレーキがかかった時転んでしまう。
●手を洗う、水を止める、ネジを触ってしまう。

再び手を洗う。

そうした動作が三〇分続く。

様子がおかしいことに家族や同僚が気がつく。

●机の上に置いたカバンが邪魔になるので床に置く。

すると「床に置いた、汚い」とさわれない。

自分のカバンであってもさわれない。

確認症と同様に不潔恐怖症は業務の中断になってしまう。上司が病気だと知らないケースがあり、退職となったりする。

自分の人生を狂わせる病気である。

●同時に多くの問題、悩みを考えながら毎日を送ることにより、脳疲労がピークに達してきた。そして確認症、さらに不潔恐怖症が出たのである。

アドバイスとして

●物事を二つ以上同時にしないようにして下さい。

●一つのことを済ませてから、次のことをするようにしよう。

最初に申し上げたように!!　物事を同時にたくさん考える時間が長いと「海馬」のヒューズが飛ぶ混乱が起こる。

確認症は体の痛みは感じないため放置してしまう。無事サラリーマンになったとしても、時が流れ「昇進試験」に合格した。喜びもつかの間、「管理職」についたとたんに「確認症」が発生することが多い病気である。

心の病を出さないで幸せに生きていくために

「心の病」になる条件が整っている上でのコロナウイルス問題であるがゆえに病状が出やすくなっている。

朝、起きようとしても「ベッドから起きられない」ことが二度出たら専門医を受診しよう。

①以前の自分ではない気がする。そういう症状ならばすぐ受診が必要。

②眠れない、深夜まで起きている日が三日以上続いたら要注意。

大切なことは!!

●朝、大学へ行く時間に起きるように、毎日心がけよう!
●床につくのは二三時までにしよう。
●大学がお休みでも、一日の運動と太陽の光を三〇分浴びることを続けよう。

なぜなら「体内時計が乱れること」によって「自律神経の乱れ」が始まるからである。

「体の重だるさ、ヤル気がまったく出なくなる」という症状が初期段階。それから段々と深い症状が出てくる。

「怒りっぽい」「物をけとばす」気がつけば物に当たっていたりする。先へ進むと駅でぶつかった人に対して殴っていたりする。

そのために器物損壊や傷害罪で逮捕されることが起きたりする。冷静になった時、すでに遅しである。

大学生の時にこんな事件を起こすことは、絶対に避けて下さい。

未来ある若者が就職できない理由につながってしまう。

③体の調子が悪い。街の薬局で買った薬を飲んでも「頭痛、下痢」が繰り返される。このスパンが一週間に一回、二週間に一回起こるという時は、心療内科を受診しよう。

④両親もしくは、優しい「彼女、彼氏」に心の悩みを話そう。
友だちが心の悩みを話してきたら、面倒くさいと思わないで聞いてあげて欲しい。聞いてあげるだけで相手の心が軽くなる。

親しい人の自殺予防について、最初は聞いてあげることである。そのことで自殺予防につながる。

「自分には難しすぎる問題を抱えている」と思ったら、専門医の受診を勧めるべきである。

⑤体と心が弱っている今、機器類の使用は控えよう。
「スマートフォン、TVゲーム、インターネット」等の使用時間が長ければ長

い程、脳疲労を起こしてしまう。

睡眠できなくなってしまう。

⑥食事に気をつけ、バランスを取って食べる努力をしよう。

例えば、

●カップラーメンを作る。お湯を多くわかす。

●カップに湯を先に入れる。残りの湯で小松菜を一分間ゆでる。

●カップラーメンであっても、おひたし、いため物を作って栄養バランスを心がけよう。小松菜一袋を二回に分けて使える。

⑦男性ホルモン、女性ホルモンが盛んな大学生が栄養バランスを崩す。皮フ炎、アトピーが起こりやすくなる。主に、ニキビのような姿を現すが、ニキビではないことが多い。

ニキビの薬ではなかなか治らない時は栄養不足である。免疫低下が起こっている。

その時のニキビの形は、赤く茶色の肌（ケロイド）として跡《あと》がなかなか治らない。就職活動に影響を及ぼす。

たかがニキビと思わないで欲しい。

大学生さんたちが心の病を出さないで皆幸せに社会へ羽ばたくことを願っている。

現実問題としてアルバイトが無くなっている大学生さんたちへ支援金一〇万円が決まった。そして新たに給付金一〇万円も決まった。合計二〇万円が支給される。

しかし現金としてまだ受けとれていない。急いで現金を支給しないと、思い悩み「うつ病」を発生させてしまう。

たとえ受けとれても、生活が困窮《こんきゅう》している学生さんたちに、いつまで金がもつのだろうか。

大人の心身症は経済的な悩みが大きな原因

四月二〇日（月）

いつもであれば通勤、通学の人々で歩道があふれかえる。人がいないので、先まで見通せる歩道側に咲く花が、もうすぐ五月の季節と言っている。

あれ！「今年の桜はどこに行ったのだろう」

コロナウイルス問題に気をとられて、桜の花を楽しむ余裕がなかった。人の気持ちは心配事が生じると「何も見えなくなってしまう」ものなのだ。

今日、明日のことだけで頭が一杯になってしまう。

街並みにも人影がまばらにで静まり返っていた。高層ビルだけが高く立ち並び、歩道には人はいない。

長年生きてきたが、店のシャッターは閉まり、今まで見たことのない異様な風景に危機感がただよってしまう。

食材を買うためマーケットも二m間隔で黄色のラインがレジ前に引かれている。

そのレジには透明なシートが張られている。一人一人の間隔を守らなければいけないのだ。

レジのお姉さんが大声で「もう少し下がって、下がって‼」と叫んでいる。

食材品売り場の人たちは、コロナウイルス対策に追われて通常の一・五倍の仕事量になっている。

それもあり、レジのお姉さんたちは、ストレスで大声を出しやすくなっている。

そんな光景をスーパーに行くたび目にする日々である。

もう二週間も行動自粛が続くと、人はストレスを感じてしまう。

朝の公園なんか人がランニングをしていて「人、人、人、人」だらけになってきた。

四月二一日、こんな状態でゴールデンウィーク明けまで自粛がもつだろうかと思う。

いつもなら火曜日の朝なら「カラス、ハト、スズメ」の公園なのに「人、人、人」であふれ返っている。

僕はタイムスリップをして違う空間をただよっているのだろうか？　不思議な感覚を味わった。きっと他の人たちも皆、何かが変だと感じていると思う。


いつもの日常と異なる日々は人の心を狂わせてくる。

その中でも心に衝撃を受けやすくなるのが「お金がなくなる不安感である」。経済的に打撃を受けるのは「お給料」が貰えなくなること。

「わあ~困った」「困ったな、どうしよう!!」と動揺が走る。

一カ月の動揺では心の病までには発展しないが、それ以上はうつ病になり自殺願望が出てくる。

「経済的にやっていけない」と感じることが、三月、四月、五月、六月と続けば死にたくなる人が出てくる。

政府からの給付金が一人当たり一〇万円支給をしてもらえる。

そのことが決まり有難いことであるが！　先が見えない「商売」「会社経営」を考えると一カ月、二カ月ももたない給付金である。悪いのは「悪魔のコロナウイルス」である。

人々は怒りの感情をもっていく場がないことにストレスを感じ始めている。

その現実が！　心の中で処理できなくなってきている。ますます行動自粛はストレスが溜まる。

「先々やっていけるのか？」「どうなるのか？」ばかりを考えてしまう。室内に居ることは物事を暗い方へ心をもっていってしまう。

不眠とイライラが始まっている。落ち込みが激しくなる。心の病「心身症とうつ病」とが症状に出てきている。すぐ専門医を受診してほしい。

早い人で一カ月後、二カ月後に症状が出てくると予測される。

耳鳴り、めまい、円形脱毛症など思わぬ複合症状

朝から、外国の大手企業である『ディズニーランド』が雇用削減三〇％を四月一一日に発表した。

それを見ていて日本でも雇用削減がおきるのではと感じ「夫の会社は大丈夫だろうか？」と思ってしまう。

次に、今日の患者さん数が発表された。もはや良いニュースを耳にしなくなった。心身症とうつ病の症状が明日発生しても不思議ではない状況になってきた。

洗濯物を干すために庭、バルコニーに出た。突然めまいが出てビックリした。
昼、ご飯を作るために立ち上がった。強い耳鳴りが始まった。
初日は耳鳴りがあったかどうか覚えていない。きっとすぐに止まったのだろう!!

「次の日から、たびたび起きるようになった」と感じたら心身症を出してきているいると考えて、早く受診しよう。

今回、「コロナの心身症」について初めて精神科、心療内科を受診なさる方でも複合症状を出してきている可能性が高いと言える。

耳鳴りから始まり、強い肩凝り、そして腰痛に変わる日。頭痛などしかなかった人でも、めまいと重なる症状を出している。

自分は歳だから、肩凝り腰痛はあたり前と自己診断して心身症を放置する人が増えるだろう。

長期間の放置により、電車、バス等に乗ったとき、気分障害が起こって吐きそうになる。次の駅で下車してトイレにかけこむ。吐きたいのに吐けない。地上に上がる。さっきの吐き気は止まっている。タクシーで目的地につく。

この時に痛みが生じていないために病気だとは思わない。痛くなければ病気ではないという認識を持つ人が日本人には多い。

日本人の場合は「精神科」という名称にどうやら抵抗があるようで受診したがらない。

この際、考え方を変えて自分の身を守って欲しい。

精神科、心療内科という「メンタルの病気」に「頭痛、下痢、腹痛」といった痛みが出始めて街の薬局の痛み止めを飲む。一時的に痛みが止まることがあるが、その後再び痛みが出る。そのくり返しとなる。

痛み止めを飲んでも、そのうち痛みが止まらなくなる。一日も早く受診をして症状に合った薬で治そう。

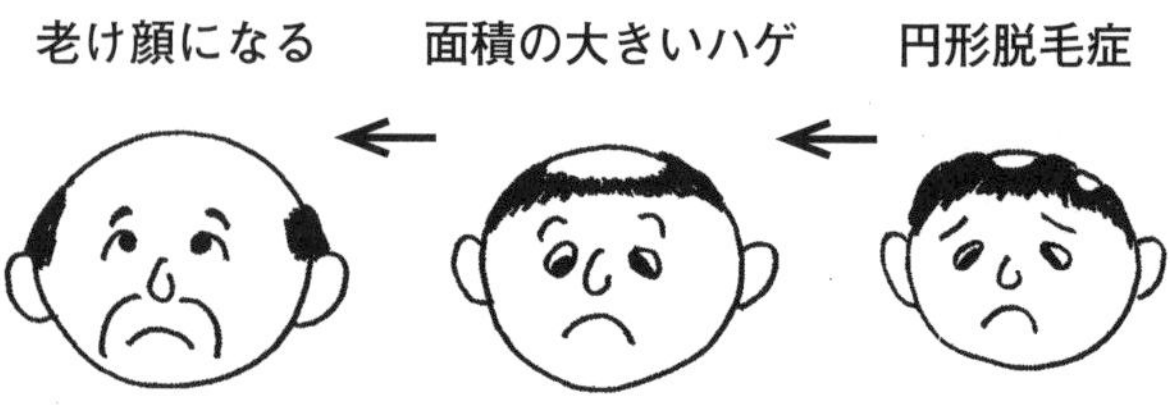

心身症であっても放置日数が長くなると、こんなことも起こってくる。

「朝起きる」すると枕《まくら》に髪の毛がたくさん抜け落ちている。男女問わず、ある日、突然ハゲができていることに気づきショックを受けるのである。

普通の心身症は円形脱毛症という形で症状が出ることが多い。

今回の複合症状であるハゲは全体的に面積が大きくなると考えて欲しい。

と同時にハゲの弱い所にアトピー性皮フ炎の発生が重なり合ってくることが考えられる。

髪が大きくハゲることで年齢を重ねた「老けた顔」に見えてくる。

これが、さらに「老けた顔」のほうれい線が目立つ仕組みを作り出す。鏡を見るのが嫌になり気分が落ちこんでいく。

コロナウイルス問題で心配を重ねて心身症を出すと顔全体の皮フが下に下がる「老け顔」を作ってしまう。

心がへこむと一夜にして老け顔になったりする。おおげさに思われるでしょうが、心身症とうつ病とが発生してくると睡眠が深くとれなくなる。

脳内分泌物が睡眠中に排出されにくくなってしまう。

体の中の傷んだ細胞が修復されないまま朝を迎える。

初日は化粧がのりにくい感じだけ。二日目も熟睡できないままとなると、顔の肌は「ザラザラ」な感じになる。

その繰り返しが老け顔を作る原因になってしまう。

今を、楽しく乗り切らなければ「老け顔」になってしまう。

今だから、自分の個性を引き出せるチャンスだと思って気持ちを切り変え、前に進もう。

老け顔になりにくい秘訣がもう一つある。シャンプーと洗顔である。

シャンプー時は洗いが三、すすぎが七と覚えておこう。

シャンプー後、しっかりすすぐことで毛根の油まで洗えてくる。

髪をかわかして育毛剤をつける。優しくマッサージする。頭皮に「弾力」が半年で甦る。

そうしたら、あきらめていた毛穴から毛がはえてくる。

円形脱毛症の治りが数段早くなる。

洗顔も同じである。洗い三、すすぎ七と覚えよう。

くすんだ肌も三週間で状態が改善する。こすり過ぎないこと、石けんのアワで優しく洗うことが美の秘訣である。

大人の心身症

自粛は自分との戦いである。

人の心は弱い面があり、その弱い面をさらけ出す環境にある。

今が人生の正念場だと思うことで、コロナウイルスでの自粛時間が、残された人生を強くする気がしてならない。

自粛の時間を、自分を愛せることに使って欲しい。

一度は諦《あきら》めていた脱毛症であっても、頭皮を優しく「シャンプー」してあげる。毛穴の油を取る、良くすすぎをすることで半年で毛が生えてくるに違いない！

希望を持つ、夢ができる。

脱毛症を「メンタル面の病気」という形で出す人は、シャンプーをすると毛が抜けると思い、怖がっている。

「流れ落ちた髪の毛を見る」と、こんなに抜けてしまった。さらに「ハゲが目立つ」と思う。

そこで、できるだけシャンプーを避ける。「頭が臭くなるまで」ギリギリまでシャンプーをしない。

シャンプー回数が減る。頭皮マッサージが減る。毛穴が油でふさがってしまう。生えてきたい髪の毛を油で押さえつけてしまう。生き生きした髪の毛ではなく細い「猫毛」が生えてくる。

生き生きした髪は太い。ハゲが目立つことをカバーしてくれる。

自粛時間を持ったことで、自分自身を愛せる自信のつく方向へ進んで欲しい。

子どもと共に、日々の成長と楽しみを味わう

英語の勉強を子どもたちと行ってみるのも楽しいかもしれない。

一度に多く覚えると続かない。

●TVのコマーシャルが流れている一分～二分を相手に声を出して英語を話す。

「文章にして」ひとつだけを目指そう。もちろん短い文章にしよう。

●一日二〇回短い文章を声に出して話す。

●長期記憶（一生の記憶）として使える。

英語を覚える「コツ」として早く覚えようとすると、どうしても短期記憶を使うことになる。次の日、昨日の短い文章を忘れてしまっていることがしばしばである。

《覚え方のコツ》

●今日は昨日の英文を覚える。覚えられるまで覚える。長期記憶を使っていこう。

●繰り返し覚えていくことが一生の記憶になる。

子どもの苦手科目に眼を向ける。面白おかしく説明してあげる。

子どもは「お父さんって面白い人なんだ!!」と認識する。

子どもが勉強に興味を示す。瞬間に「やる気」を出してくる。

お父さんの会社、出勤が始まる。

自分自身の成長が見られる。

心の病「心身症やうつ病」に対して日々の成長と楽しみは心を豊かにする。

これ以上の薬はない。

勉強が嫌いな子どもたちは無理に勉強をしなくていいと思う。

●手先が器用な子どもなら大工仕事、風呂場の椅子作りをする。

●お母さんと一緒に料理を毎日習うのも楽しい。

毎日体で覚えたことは一生忘れない。体験記憶に刻まれる。

料理のレパートリーを増やしたり、「パティシエ」を目指し、おやつ作りも楽しくできる子どももいる。

子どもの成長をそばに居て見られるのは、親として心強くほっとする時間である。

今のような暗く苦しい時間の中で、ほっとできるひとときは心の病を発症を押さえる薬なのである。

面倒臭いと思う子どもの世話で、自分が助けられている。

「人は人と接することで、ほっとする時間を得られる」と思う。

家庭崩壊を防ぐ対策

今まで夫と妻と子どもが一緒にいる時間が少ない家庭が多かった。

大都会では共稼ぎが当たり前になっている。淋しさも忘れて共稼ぎに馴れている。

この度のコロナウイルス問題での自粛により、家庭に閉じこもることになった。家庭にずっと居る。子どもと遊ぶにしても一時間〜二時間が限界である。ストレスが溜まり「家族に向けた愚痴を言う」ようになってくる。子どもだってストレスが溜まっているので愚痴を言う。

喧嘩をするかわりに家族が楽しくなることを考えよう。

コロナウイルス問題は長く尾を引く。

心のケアーが必要である。感情を吐き出し、怒ることは努力しなくてもできるが、「楽しい生活をしようとする」ことは、努力しないとできないのである。

家庭内が明るくなる対策をしよう

●部屋のカーテンを洗う。
「あ〜、明るくなった」と気持ちが良い。
●ついでに机と椅子の配置変えをする。
少しできた、すきまに子どもの秘密基地を作ってあげる。
●もう着なくなった大人の服を売ってしまう。
部屋が広くなる。サッパリした気持ちが心の病の薬である。そこへ売ったお金が少しでも入ると嬉しいのである。
●子どもと同じように自分の居場所を作ってみたら楽しくなる。
お金をかけないで、できるだけ工夫する。そこに集中して作業する。
できるだけ夫婦が仲良くなれる努力をしよう。

努力なくして愛の絆は太くならない。

離婚するのは明日でもできるが……愛の絆を太くするのは、日々の努力と忍耐でしかない。
●夫婦仲良しの家庭の子どもは日常生活で安心して暮らせる。素直で勉強の吸収力が良い子に育つ。

僕の独り言

四月二二日
東京で新たに一三二人の患者さんが増えた。
これ以上、新たな患者さんが増えないで欲しいと祈る。
その気持ちが昨日よりも強くなった。
祈ったところで何も変わらないが、祈るしかなくて今がもどかしく辛い。

先の見えないトンネルに迷いこんだ。
先に行けば、先に行くほど暗闇だ!!
こんな日々が続くと間違いなく心の病が増えてしまう。
どうしたら今の状況を変えられるのだろう。
今日は僕の周りで交通事故が二件あった。
仕事をしている疲れで荷物の配達員の皆さんは限界の状態である。
イライラして接触事故が起こるのも無理がない。
二件とも車が壊れただけで済んで良かった。
自粛行動が続くこともあり、買物に直接行かないで電話でオーダーする。
そんなことで配達員さんたちはすごく忙しい。
「働く、仕事があるだけで良い」と仕事がない人は思うでしょうが、今、
働ける人は体力に自信がある人たちだけである。
配達先や道路ですれ違う人からコロナウイルスに感染するかもしれない。
言ってみれば危険と隣り合わせである。

今、かろうじて仕事に就いている人たち全員に言えることだ！

通勤中に電車やバスで感染する可能性が高い。

家で自粛している人たちだって、スーパーで感染するかもしれない。


感染の不安が必要以上に潔癖症を作り出している。

心の病はコロナウイルスと平行して進んでいる。


コロナウイルスによる患者数が減ってくれないと、このままだと心の病が増え続ける。そして医療現場が次々と崩壊してしまう。

今日も医師と看護師さんたちが患者さんになってしまった。頑張って下さっていたのに病気になってしまった。

この病院では明日からの患者さんを受け入れられない。医療スタッフが自宅待機になってしまい、新患者さんを受け入れられないというニュースがＴＶで流れた。

何で二百円のマスクが店にないのだろう。

ポストに入ると言われているマスクも姿を見せていない。街中に高層ビルが立ち並ぶ経済大国なのに、なぜ医療用防護服がないのだろう。

不思議な国だなぁ〜。

医師を長年やっていて、医療用アルコールがないなんて想像もしていなかった。

ここから来る未来は想像もしなかったことが現実に起こる予感がしてならない。

命を守るために二百円のマスクが三千円もする。そのようになった時に買う人がいる。

物の価値観が変わってきている。

体温計も売り切れている。体温を測りたいが体温計も買えない。

おかしな街になってきた。

4章

「肥満」と「拒食症」と「アルコール依存症」へ

不安感は、コロナうつ病だけでなく肥満と拒食症を生み出す

拒食症は強い不安感で起こりやすくなる。

失恋した時、食事が喉を通らなくなる時に、相手への未練が胸に突き刺さる。ものが喉を通らなくなる。次第に食べると吐くという症状が出る。

それと同じくらいにコロナウイルスによる経済的打撃、明日やっていけるかの不安は大きく、ものが喉を通らなくする。それだけではなくリストカットをする人も出てくる危険がある。

リストカットとは、自分の体、特に手首をナイフで傷つける行為である。「自分がほんとうに生きているのか」を確認する行為である。

不安になるたび、生きていることを確認するようになる。

周りの人、家族は自殺するのではないか？　と心配で目が離せなくなる。両親または夫婦にあたる人は心配で仕事へ行けない。

家庭内の問題を外にもらしたくない。そんなこともあり休みや遅刻が日立つ。

そうしているうちに、退職に追いやられ生活困難になっている人も多い。

拒食症は本人だけでなく周りの家族が生活に困窮《こんきゅう》してしまう怖さがあるのだ。

肥満はどうしてなるのか!

肥満はストレスから体が大きく肥《ふと》る。

拒食症の細い人を見て別の病気と思われがちだが、本質は同じ所に問題がある。

心の中にある「不安感、恐怖感」によるストレスが原因であるものが八〇%をしめている。あとの二〇%は遺伝であったり、重い病気であったりする。

また薬の副作用だったりする。

女性の場合、出産後のホルモンの働きが以前と違ってきた時に急に肥り始めたりする。

拒食症になると生理が止まる。人の体は精密に繊細になっている。乱暴に扱うことで、人の体は壊れてしまう。まるで高級車と同じ、精密で繊細にできている。そういうイメージを持って扱うようにしよう。

コロナウイルス問題で生活環境が以前とはかなり違ってきた。不要不急の外出の自粛、行動の自粛を毎日TVで流している。無言の束縛感がある。知らず知らず日々ストレスを溜めてしまっている。

そうなると食べることでの、ストレス解消が始まる。

ストレス度が強い人ほど満腹中枢にストップがかからない。カロリーオーバーになってしまう。肥ってくる。

●毎日少しずつ肥ってくることには気がつかない。

●男性ならば「あれ？　ベルトの穴に入らない！」ベルトの穴は二・五cmか三〇cm間隔の穴がある。

●一kg肥ると毛細血管が一m伸びる。すると少しずつ血圧が上昇する。

●昨日まで「ストン」とはけていた靴《くつ》が今日は「ギュウギュウ」になる。

●体がきゅうくつさを感じる。Yシャツの首回りだったり、前ボタンが「パンパン」になったりする。
そうなると軽く三kg肥ってくる。

気をつけなくてはいけないと思うことが、またストレスになってしまい、さっき食べたのに、また空腹感を感じる。
肥ってくる時は空腹感に耐えられなくなってしまっているのである。

「アドバイス」としては、
●肥り出した時は、今はカラオケも自粛で閉まっているので、ガード下に行って大声で歌う。電車が通り過ぎたらやめる。
●ストレス解消は夢中になれることを探してやると良い。ゴルフ練習場等で夢中でゴルフボールを打つ等は全身運動と集中力を要するのでストレス解消になる。

僕の知り合いで三度の飯よりもパチンコが好きな人がいる。集中してやるから顔が一日でゲッソリ削られるやせ方をしている。これは悪い例である。集中力は人の顔をゲッソリ削ってしまうものだ！

肥満になりかけると体が重だるい。何をしようとしても気持ちの面で面倒臭くなる。そこで、なおさら体を動かすことが少なくなる。

体脂肪が蓄えられる道筋がついた体は、簡単に肥るペースを上げてしまう。

二kg～三kg肥った時にやせる努力をすることがポイントである。

五kg～七kg肥ったら、努力しても、なかなか脂肪が落ちない。

そこで、努力を辞めてしまう人が多い。

肥ってくるとどんな害が出るのか??

●肥り方が早い人は目に出る。

眼球は肥ると眼球のピント調整が、肥った形についていけず「かすみ目、乱視」の症状が出る。

肥満を続けると、そのうち眼の中で虫が飛ぶような黒い点が流れる「飛蚊《ひぶん》症《しょう》」が起こってくる。眼科に行っても、すぐには治らない。

自分の体重を少しずつ減らすことにより乱視と飛蚊症は改善してくる。

●肥ることで脳梗塞、糖尿病になることを誰でも知っている。

体脂肪をどんどん増やすことで肝臓に脂肪がたまる。

●胆石で突然床にころげ回る痛みに襲われる。

救急車が来る間、あぶら汗をかいて「自分は死ぬ、死ぬんだろう‼」と痛みに耐えることになる。

今は、コロナウイルスで病院の受け入れ先がなかなか決まらない恐れがある。

痛みを伴う症状は、今なったら大変である。

肥満を甘く見ていると、とんでもないことになる。

眼について話したが、肥満を続けることで眼の中の虫がいっぱい飛ぶようになる。そうなると車の運転中、虫がジャマで集中力が低下、「ドカン、ガシャン」とガードレールにぶち当たる。

本人の顔はフロントガラスの粉が飛んできて、元の美しい顔を失うことになる。相手がガードレールで本人だけが怪我をしたならば、本人の責任だが、もしも他人を事故で殺したりしたら、あなたはどうなる。人生の立て直しがきかなくなることもある。

たかがストレスによる肥満が、一年先、二年先のあなたの人生を変えることにつながる。

「食べたい、食べたい」と人の注意を無視する。そのうち待ち受ける落とし穴はとんでもない大きな穴である。

ポイント!!

「一kg～三kg」肥りだしたら、痩《や》せる努力をしよう!!

肥満と同時進行するアルコール依存

アルコール依存症がなぜ今起こると予想するのか!!

人の気持ちは、いいかげんな一面を持っているから、アルコール依存になってしまう。

ゆううつな気分を解消したいのに、自粛によって店は早く閉まってしまう。

家でビールでも飲もう。夕食も手頃なものを買って帰ろう。

ここでもう一人の自分がシャシャリ出る。

「夜は長いんだヨ！」

「終電も気にしなくていいんだヨ」

と、もう一人の自分にそそのかされる。

「そうだなあ〜。もう少し買物しよう!!」

人の気持ちがいいかげんなのはそこである。

一人で食べて飲む酒は、止めてくれる人がいないために、どんどん増える。

もうひとつに「自粛はいつまで続くのだろう？」と不安と自分の会社は生き残れるのだろうか？　との不安が経済的不安につながる。

頭の中を経済的不安がかすめ始める。

少々酒を飲んだぐらいでは「酔い」をストップできない。そこで毎日朝から飲み続け、知らないうちに「アルコール依存症」になってしまう。

家庭を持つ人がアルコール依存症になると、暴力が始まったりする。

コロナウイルス自粛の時は、もう一人の自分の言うことを聞かないで下さい。

独りの部屋の淋しさに負けてはいけない。

アルコール禁止が今である。

アルコール中毒は一生続くこともある

アルコール中毒になると、治るのに一年も二年もかかる。

それより先にアルコール中毒患者さんを受け入れてくれる病院が東京は少ない。そして、もし見つかっても病院への入院費が高額のことがある。

アルコール中毒が治る間、誰がその支払いをするのだろうか？　大問題である。

もうひとつは、病院から退院しても、通院して監視状態になってしまう。一度「アルコール中毒」になると、再発も多いため、治らないで一生続くこともある。

人によっては高校、大学生の子どもがいることもある。家を支える大黒柱がアルコール中毒になる。職場で見つかると退職も多い。家に収入が入らなくなり、持ち家を売る人も少なくない。

コロナウイルス戦争と言える状況では、酒を飲む量を控えることが本当の自粛である。

家族や自分自身を守るためにアルコールは控えよう‼

アルコール依存が招く若年性認知症

アルコール依存症というのは今日飲んだから、明日症状が出る訳ではない。そこに大きく「人生を狂わせる」落とし穴がある。

それがアルコール依存症の恐怖である。

世の中がコロナウイルスで悲鳴をあげている中で、面白がって酒を飲んで楽しんでいる人もいる。アルコール依存症になるのは勝手であるが、後で誰にも相手にされなくなる。そこの所を飲む前に知っておくべきである。

相手は地獄の大魔王であるがゆえに、すぐに消えてなくならないだろう。一度は姿を消していくかもしれないが、そう簡単ではない。長期対策を覚悟しよう。

再びコロナウイルスは爆発を見せて長引いていくことになる。

再び行動自粛要請がかかるであろう!!

数カ月に及ぶ社会の混乱の中で「コロナうつ病」と「アルコール依存症」とが静かに増えると考えられる。

数カ月に渡るアルコール依存症は、目に見えない所で脳の萎縮が始まる危険がある。

僕が恐れているのは「脳の萎縮」が若年性認知症を出してくることである。

「脳の萎縮」はどんなに努力してリハビリをしても改善しない。今より進行を遅らせることに努力する病気である。

「脳の萎縮」に効く薬は今の所ない。

進行を遅らせる薬はあるが、一度認知症になると元には戻らない。

アルコールは、ほろ酔いが一番良い。グラス一杯、二杯で止めよう。

若年性認知症とは！

コロナウイルスで外出自粛がかかる時は退屈な気分が出てしまう。

そんな時に毎日お酒を飲む習慣が身につくきっかけができてしまうことが怖い。


ある日突然、夫から、部屋にお茶を持って行ったとき「どちら様ですか？」と言われる。

妻は夫が若年性認知症を患っていることを知らない。

「お父さん、何をふざけたことを言ってるの？」

そんな冗談では笑わない。妻は部屋を出ていく。


ある日突然、帰宅時間が過ぎても帰ってこない。今までこんなことはない。几帳面な夫だけに不審に思って駅の方まで歩いて行ってみる。

歩道に立ちすくみ、夫は「キョロキョロ」している。

「お父さん、よかった」妻が声をかける。「どうしたの？」と尋ねる。

「家までの道が急に分からなくなって困っていた」と言った。

妻は二度目のおかしなことが起こった時に、先日のは冗談ではなかったことに気づいた。

専門医を訪ねた。

日本の医療施設では若年性認知症を診察してくれる所が少ない現状である。そのため、受け入れ施設を探せないということになる。

(1)　若年性認知症に「四五歳〜五八歳」ぐらいでなった時、残された人生が長く残っている。
家族に、世話する大変な負担がのしかかる。

(2)　働き盛りの大黒柱が働けなくなる。
「四五歳〜五八歳」の多くの人が家のローンと子どもの教育費（高校や大学）で高額を支払わなくてはいけない状況にある。

（3）父親が認知症になると、子どもたちが大学を、また場合によって高校も辞めざるを得ない。

（4）自分自身の未来も、息子の未来も、妻の未来も大変厳しい状況になってしまう。

（5）最も困るのは「世話をしている妻が未来に希望が持てない」ことだと思う。そこで妻の「うつ病」が発生する。家事ができなくなる。息子または娘が悲鳴をあげる生活になってしまうことである。

〈アドバイスⅠ〉

●家族に認知症が発生した時は、一人でやろうとしないで皆で分担する。

●週に二、三回、デイサービスを利用し昼間預かってもらう。生活改善の指導を学ぶ。

●週末のショートステイ等を利用し宿泊で預かってもらう。

〈アドバイスⅡ〉

●世話をしている人が倒れないよう、休息できる日をつくることが大切!!

●認知症になった方の感情を大切にしよう。

●周りから見れば、ぼけているので話をしても無駄と思いがちだが、認知症になっている本人は淋しい感情が普通の人より強い。

●経済的に余裕のある家庭ならば、犬を飼って会話をしてもらう。認知症の進行を予防する対策となる。

●高齢者の施設に犬が訪れると「犬の頭をなでる、笑う、会話する」その行為が見かけられる。

注意!! 認知症になった方が以前から犬嫌いの時は飼ってはいけない。怖がることで感情を表現する扉を閉ざしてしまうことがある。

〈アドバイスⅢ〉

深酒をする、しないにかかわらず四五歳～五〇歳を目処に「脳の萎縮度」を調べてもらおう。

特に家族がいる人は先々のために検査を受けて安心した生活にしていただきたい。

●若年性認知症の方は、下着に名前と電話番号を記入しておこう。

脳の萎縮が始まると!

若年性認知症そして高齢者の認知症に共通する症状が幾つかある。

●物をよく落とす。

脳の働きと、指先は大きく関連している。

指先に力が入らなくなる。要するにちょっとした時、大切な家の鍵を落としてしまう。

一度なら良いが、二度、三度あると脳の萎縮を調べるために頭のＣＴスキャンを撮影しよう。

●物忘れが始まる。

物忘れにもいろいろあるが、例えば、時間は重要。

昨日のことがはっきり思い出せない。今、食事を済ませたところなのに「ご飯を食べたい」と食後にすぐ言い出す。時間の感覚が麻痺してしまう。

●会話をしていると、何度となく聞き直しが始まる。

本人にしてみれば会話の筋が理解できなくなることから聞き直しが始まる。

●同じ話を何度もするようになる。

●怒ることではないのに、少しのことで怒るようになる。

感情面で混乱が起こり「イライラ」する。

●認知症が始まると眼の力がなくなる。若年性でも高齢者の認知症であっても、集中力がなく会話を筋を立てて理解できないがゆえに、眼がどんより遠くを見ている。

眼に力が無い時は「うつ病と認知症」を疑って専門医に相談して欲しい。

酒を飲むのは勝手だと思うが、そこには大きなリスクがあると考えて飲むべきである。

脳の萎縮はなぜ起こるのか？

文明が進み「ケイタイ電話、インターネット」等の機器類が生活に入りこんで来て、三〇年が過ぎようとしている。

三〇年前は若年性認知症は珍しかった。

しかし現在（二〇二〇年）はかなりの割合で患者さんが増えている。

●機器類、スマートフォン等は脳疲労を招いてしまう。

長時間のスマートフォン、インターネット等は脳萎縮の原因である。

●今回のコロナウイルスで人々の生活が大きく変わろうとしている。

その環境になじもうとするために、脳に強いストレスを生み出している。

●この先、経済的不安が続くと眠りが浅くなる。そこで毎日深酒をするようになる。その習慣が身についてしまう。

アルコールを毎日、大量に飲むと脳の萎縮が早まってくる。

アルコール依存症が映し出す症状をみてみよう。

●ロレツが回らなくなる。

●言葉が支離《しり》滅裂《めつれつ》ではっきり喋《しゃべ》れない。

●脳中枢の働きが正常でなくなる。

●物事を組み立てて整理整頓ができなくなる。

アルコールはいかに脳にダメージを与えてしまうか分かっていただきたい。

少し前、夜九時から一〇時に放送されたアルコールの取り締まりの風景に大笑いしたので覚えている。

警察官が車を止めて運転席から男の人を引っぱり出した。

男の人を歩かせた。千鳥足で歩く男の人に質問した。

「酒、飲んでるね!!」と警察官。

男の人は

「飲んだとも、今日の酒は美味しい酒だった」

「飲んだ、飲んだ、すごく飲んだね!!」

と言って道路にしゃがみこんだ。


そのようにして酒は脳中枢の働きを乱してしまう。

だから毎日飲むと若くして認知症を出してしまう原因になる。


アルコール依存は、一カ月、二カ月の断酒では完治が難しい。

病院に入院しても再び酒に手がいき、完治の確率は低い。

「よほど、よほど」精神力が強くないと断酒はできない。


今、自分の人生が左右される時の流れに立っている。

冷静な判断力をもってしても先が読めない。

コロナウイルス問題が沈静化を迎えられるのはいつなのかを、知りたいのは誰でも同じだろう。

沈静化を迎えても働く現場が見つからない、という状況が待っている。どこの会社も経営的に苦しくなってきており、すぐに雇ってくれる会社は少ないであろう。

狭き門にたくさんの人たちが押し寄せるだろう。

そんな時、アルコール依存のためにまともにしゃべることができないとしたら雇ってくれる会社はないだろう。

コロナウイルス問題が解決しても、個人個人の家庭の経済はとんでもない状況になってしまう。本気で「コロナ災害」に立ち向かうことをするしか生き残る道はない。

五月下旬に入り、中小企業の倒産が増え続けている。夏から秋に向かって倒産は後を絶たない状況になるだろう。

5章

こんな時だからこそ、それぞれにできることがある

家の中で親子の絆を強くするチャンスがある

『世界の蝶』の図鑑を二〇年前に本屋さんで見た。

それは、「よくもよくも蝶だけ、こんなにも集めたもんだ」というものだった。ページをめくっていて驚いた。驚いたというより度肝を抜かれた。

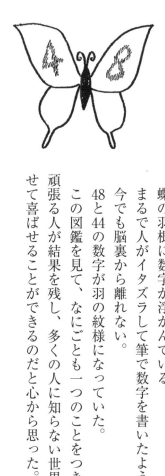

蝶の羽根に数字が浮かんでいる。

まるで人がイタズラして筆で数字を書いたように。

今でも脳裏から離れない。

48と44の数字が羽の紋様になっていた。

この図鑑を見て、なにごとも一つのことをつき詰め頑張る人が結果を残し、多くの人に知らない世界を見せて喜ばせることができるのだと心から思った。

外で遊べない自粛ムードの時だからこそ、本の読み聴かせは親子の絆《きずな》が強く結ばれるチャンスである。

子どもの脳は大人の脳の重量に近づくまでは好奇心で一杯である。まるで台所のスポンジが、どんどん水を吸収するように、親が読み聴かせたこと、初めてのことをどんどん吸収する。そして物知り博士になっていく。

だが時が過ぎて子どもの脳は大人の脳の重量に近づく頃になる。「学童期一一歳～一二歳」頃である。個人差があるので、一二歳とは言い切れないが、大人の脳の重量に近づくと異性に興味を示してくる。

昨日まで父親と仲良しだった娘が「パパ臭い」なんて言う。

「それも成長の証」と思おう。

今だから親子が一緒に学べることを探す。

そのことで、心に希望の灯火がつく気がしてならない。

家族が団結できる料理作り

非常事態に備えて今、教えられることを家族で話し合おう。
両親が家にいられる今、学童期（小学生）の子どもにできることは何だろう。
生きるための食事作りである。
両親が今、家庭に居るなら、火が使える利点がある。

★ギョウザ作り

ギョウザの皮をたくさん買おう。
家の冷蔵庫で眠る肉、ひき肉がなければ、ある肉をみじん切りにする。
ニラ、生姜とニンニクは入れるとやはり味が美味しくなる。
後は、冷蔵庫に眠るキャベツ、ネギ、水分の少ない野菜を出して使う。
①野菜をみじん切り。

②肉をみじん切り。
③生姜とニンニクをすりおろして入れる。
よくかきまぜる。
④次に醤油を少々。大さじ一杯から始める。隠し味に砂糖小さじ一杯入れる。
よく混ぜる。二～三滴ゴマ油を加える。「香りづけ」になる。
⑤二〇分待つ。水分がボールの横に出てくる。キッチンペーパーで吸い込ませて取り除く。
皆でギョウザの皮を開いて大さじ一杯具材を入れる。
最初は皮から具材がはみ出ないようにしよう。

「手先の器用な子とまったく不器用な子」がいる。
この先に習いごとを始める時に、何を習わせるかの目安になる。
家族でワイワイ話をすることで、親も子どもたちもストレスが解消されていく。
ギョウザを包む作業は皆でした方が楽しい。中に入れる具材も皆で決めればいい。

同じ料理を教えるにしても、カレーなら一人でもできる。

家族が団結できる料理をした方が良い。

外でバーベキューも良いかもしれない。

エビなども焼いたら美味しい。エビは大小にかかわらず背ワタを必ず取り除くこと。焼いても食中毒を起こすことがある。

目的は親子が非常事態になっても落ち込まないための工夫をすること。

こんな時、「地震が来て火が使えなくなった時に何を食べたら良いか」など話し合おう。

「災害用カンパンだけでは喉を通らない。そんな時にフルーツの水分があれば嬉しい‼」なんて一人が案を出すと次に二人目の子どもが口を開いてくる。

子どもの考えを通して家族内の理解が深まる。さらにそれぞれの性格を確認して、改めて理解してあげることもできる。

性格を通して教育方法が分かってくるかもしれない。

おいしいお惣菜作りに挑戦

費用をできるだけおさえて、いかに美味しいお惣菜を作るか？　チャレンジしよう。

★レバーとモヤシ炒め

・モヤシ→一五円〜二五円。モヤシはヒゲを取ると美味しくなる。
・鳥レバー→一五〇円。レバーは血を水でよく流すと美味しくなる。
・生姜（しょうが）→二〇〇円（使うのはひとかけら）。

①鶏肉店で、レバーを買い、生姜をきざむ。
②レバーと生姜を甘辛く煮る。
③モヤシを炒めて、②のレバー生姜の甘辛煮と一緒にして軽く炒める。五〇〇円ぐらいで二食は食べられる美味しいおかずができてしまう。

目指すのは、三〇〇円〜五〇〇円での美味しいおかず作り。

★魚のあらとカブの煮物

・カブを二〇〇円で買う。
・魚のあらを二五〇円で買う。

①魚を煮る。その横にカブを半分に切って入れる。
②甘辛味つけでやや薄味にする。一五分間で美味しい煮物ができ上がる。
③カブの茎と葉は、みじん切りにして塩で二分間もむと、浅づけができあがる。残り生姜を入れると、バッチリの味になる。

とても、男性が料理したとは思えない、お袋の味になる。

五〇〇円で三人は食べられる。

目指す目標を「安く、美味しい、男性でもできる」とテーマをはっきりさせることでチャレンジ精神がわく。

栄養バランスの組み立てにも毎日気を配ろう。

★キュウリ、わかめ、春雨の甘酢和え

•わかめが安い。一二〇円でたくさんの量がある。
•春雨一袋。一〇〇円ぐらいで買える。
•キュウリ。五〇円で一本買える。
①キュウリは薄くスライスして軽く塩もみをして、水分をしぼる。
②春雨は沸騰した湯に一分間入れて戻し、水洗い。わかめは湯を通す。一分間で良い。その後、流水を通す。
③「キュウリ・わかめ・春雨」の甘酢和え、今は「簡単酢」という名前の「酢」が売っている。それをかけるだけで、お袋の味になる。残り生姜があれば、すりおろすともっと美味しくなる。
五〇〇円以内で一流の味になる。そのコツは「生姜、ゆず」等香り高い物を買っておくと良い。

でき上がった時に、香り高い山椒《サンショ》などを加えると飽きない味付けになる。

コロナウイルス感染症が二〇二〇年に来なかったら、自分は「一生変わることができなかったかもしれない」ととらえることで、昨日より今日、前を向いて進めるという気持ちをもとう。

「コロナ」とは「王様の王冠」の形をしたウイルスだからコロナウイルスと名付けられた。

僕は、この本を書きながら思った。

天から舞い降りた悪魔の魔王がコロナウイルスなんだろうと思えて来た。

日に日に広がりを見せる患者数を見ていて、悪魔大王なら、なかなか終息しないという予感がしていてならない。だからこそ免疫力を高める料理を考えなければならない。

コロナウイルスと戦うには、免疫力を高めないと肺炎になってしまう。

今は、免疫力を高めることができるリンゴを使ってリンゴジュースにしたり、野菜サラダにリンゴスライスを加える食べ方をしよう。

家庭で教えられることを今やっておく

世の中がコロナウイルスで大変になっている時だからこそ、家庭で教えられることを今やっておくと、あとあと助かる。

料理だけでなく簡単な家事を子どもに教えよう。アイロンがけを教えてあげる。ボタンの付け方、破れたシャツ、スカートの縫い方を家庭で教える。

先々思いもよらない幸せが舞い込んできたりする。

例えば女の子の場合、中学生になった。部活動で破れた男の子のズボンを手際良く縫ってあげたら、「そんなことができるんだ！」と惚《ほ》れてしまう。

今までモテなかった娘が男の子に優しくされる。心の中で惚れてしまう。

それと同じように、思いもよらないことができると、相手は驚きでショックを受ける。脳に電気が突然走る。

どんなことを習うにしても、幸せになる想像なくして頑張れない。

「幸せになる」と決めて習うと、頑張る馬力の迫力が違ってくる。そこが「他の人との差」を生むポイントだ。

むやみに頑張れと言われても頑張れるものではない。

そのうち、疲れてくる。自分はいったいどこへ向かっているのだろうと思ってしまう。頑張れなくなる。

だから両親から習えるうちは何だって習っておけばいい。

一番幸せになりたい時に役に立つ。

習っている間に、親を尊敬する気持ちが育つ。

尊敬する親を「家庭内暴力」で殴ったりはしない。

教える親も！

習う子どもも！

両者が幸せになれる。

自粛ムードがただよう今だから、できることを探して幸せになろう。

コロナウイルスによるうつ病にかからないためには、家族が笑える作業をすると良い。

再び自粛が来ても趣味が多いと、なんとかしのげる。笑いころげ、しゃべった後は、深い睡眠がとれるようになる。コロナうつ病を遠ざけられる。

コロナウイルス自粛により、家庭内で生活環境を見直す時代に入ってきている。いかに安く免疫を高める食事を作れるかが重要。食べるということは生きることである。さらに病気にならない食材選びに心をくだく時代に入ってきた。

今年秋にやってくる大不況を考えて、危機にそなえ、今自分ができることを考えよう。

すがすがしい部屋作りをしよう

男性でも自分の部屋を夢がある空間にしよう。

散歩の帰り道、摘んだ草花一本でも部屋に飾る。一人暮らしの部屋にコップに差された草花は、生きているお客様であるから、部屋の空気が柔らかくなる。

まず、一カ所が綺麗になると、部屋を掃除する気分になる。ヤル気を運んでくれるのが、コップかペットボトルに飾《かざ》られた一本の草花の力だ。

生きているものは、全て命があり、その命はすごい力を発揮する。

今まで気づかなかった力を感じることができた時、あなたの心が前向きになってくるだろう。


辛い時ほど、頑張って生き伸びるのだ。

それには、今まで物があり余っていたのに、ここからはすべてに厳しい社会に変わってくる。

早くそれを感じ取った人が、生き伸びられる。部屋を綺麗にすることで冷静に先のことが読めてくる。

自分の部屋が自分に力を注いでくれるように掃除をしよう。

建造物は出来上がった時から命を吹き込まれる。その建造物の命の中で私たちは風雨を凌《しの》ぎ、暮らしをさせてもらっている。

だから、自分の部屋は自分できれいに掃除すべきである。

掃除をしたら、建造物がありがとうと言ってあなたに「ヤル気」をくれる。この世は、誰かが誰かの力を借りて丸く回っている。あなたが自分の部屋の掃除をしないで汚いままでいると、建物の一カ所にトラブルが発生することから始まり、建造物は怒って、あなたをそこから叩き出すことが起こるかもしれない。

目に見えない力が加わっていることを忘れてはならない。

コロナウイルスによる病気は、肺炎にまでなる。

日頃、汚い部屋に住んでいるカビ菌が胞子を飛ばす。それを吸い込むと肺炎を引き起こす。

部屋が汚いとコロナウイルスが来る前に、カビ菌の胞子による肺炎になることがありうると言いたい。

そしてコロナうつ病の心のケアーは、すがすがしい部屋作りをすることにかかっている。

長引くコロナウイルスによる心と体の被害を防ぐには自分の居場所をすがすがしくして前向きになれる状況作りにある。

自分が最も長くいる場所を明るくすることが、第一である。

家庭菜園を作ってみよう

自分の家を自分が楽しくなれる環境にして欲しい。

今まで趣味でなかったことにチャレンジしてみる。

費用が少なく済む家庭菜園を作ってみてはいかがでしょう!!

トマト、ナスが面倒だと思う人は、プランターに「二〇日《はつか》大根」別名二〇日赤カブの種をまく。

一cmぐらい土を軽くかぶせる。

上から水をそそぐ。

三~四日間で芽が出るのを待とう。芽が出て来る間、二日に一回の水やりをする。芽が出たら五日間水をあげなくても良くなる。

名前は、二〇日大根だが、三五日経つと根が真赤な親指の先ぐらい大きく赤カブが育つ。

キュウリ、トマトと一緒にサラダにして食べてみよう。

サニーレタスの種をプランターにまいておくと、まびきながら成長させていける。手間いらずの菜園が楽しくできる。

〈夏野菜の楽しみ〉

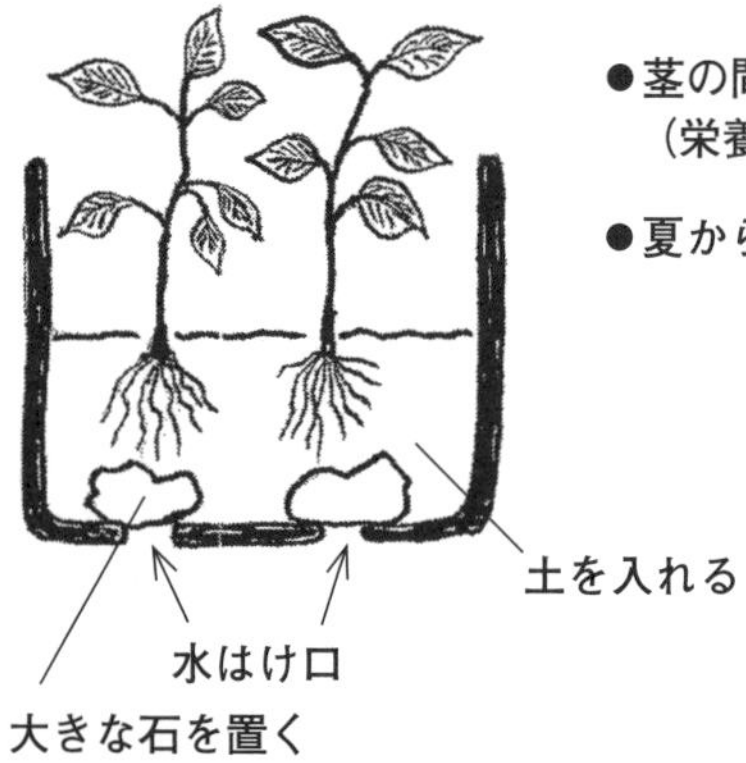

●茎の間の新芽は摘もう
（栄養がとれないため）

●夏から秋まで作れる

例えばトマト

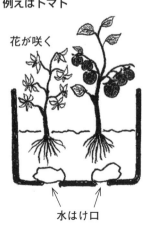

●トマトの木は背が高く伸びる

●2本を目安に育てよう

●出てくる芽をとる

●トマトは実がついたら水やりを控える

土が乾く手前で水やりをしよう
実が甘くなるコツである

家庭菜園を作るということによって
◎育てる楽しみに興味をもっていただきたい。
◎育て始めると朝、決まった時間に起きる努力ができる。
◎昨日までは土の表面に動きがなかったのが、突然命が姿を現す。
◎どんなに、なるのか成長ぶりが楽しみであり、夢が膨らむ。
◎もっと違う野菜にも興味が広がる。
◎脳が活性化する。
◎脳からセロトニン分泌物が正常に排出される。体のだるさが取れる。
◎うつ病にならないためには、菜園の手入れを兼ねて、太陽に二〇分～二五分毎日当たるようにしよう。
太陽光線の中には、薬品では作り出せない役目をする力がある。
不眠になりがちな人は、朝、速歩をして太陽を二〇分～二五分浴びる日常を作ろう。

プランターで菜園を作ろう

世の中が落ちつけば、野菜づくりから花作りに変えるのも楽しい!!
①プランターに土を入れよう。
②最初は1/3に分ける。
※土に触れる時は大人でも子どもでもキッチンゴム手袋をはめて作業しよう。
土は手が荒れやすいので作業は素手でしないで欲しい。

「趣味ではないのでやらないよ、私には関係ない」と言わないで子どもさんとやってみて欲しい。

生きている命がある。だから世話が必要。草取り、水やり、根が呼吸できるように、土を時々かき混ぜる。

作業をすることで、一日の生活リズムが整う。

花が咲き、実がなる。食べなくても……「自分にも出来た」と思う瞬間が心の栄養となる。
うつ病対策に、とても良い作業である。

〈香り高い野菜は食欲を強化〉

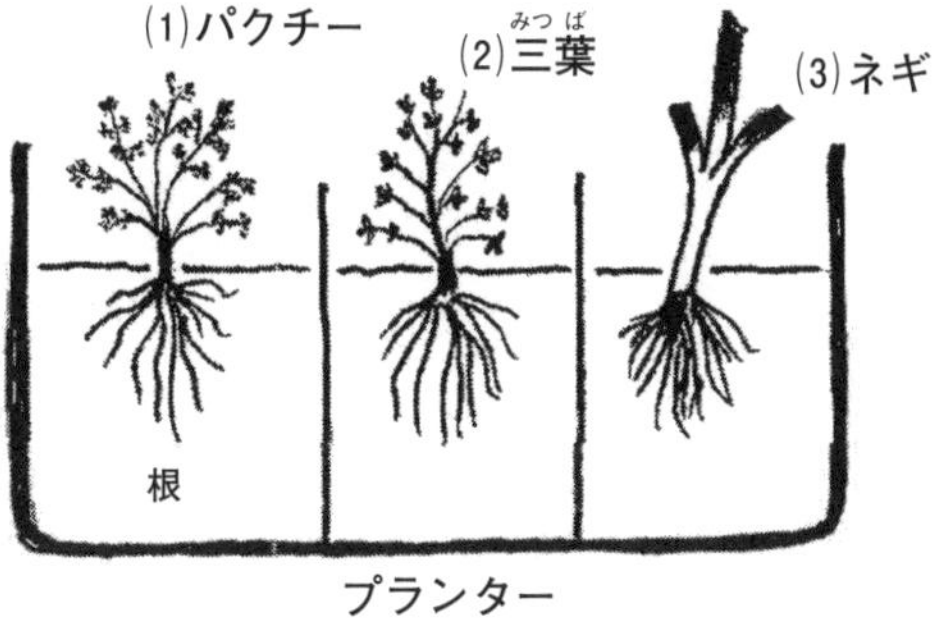

●スーパーで野菜を買う

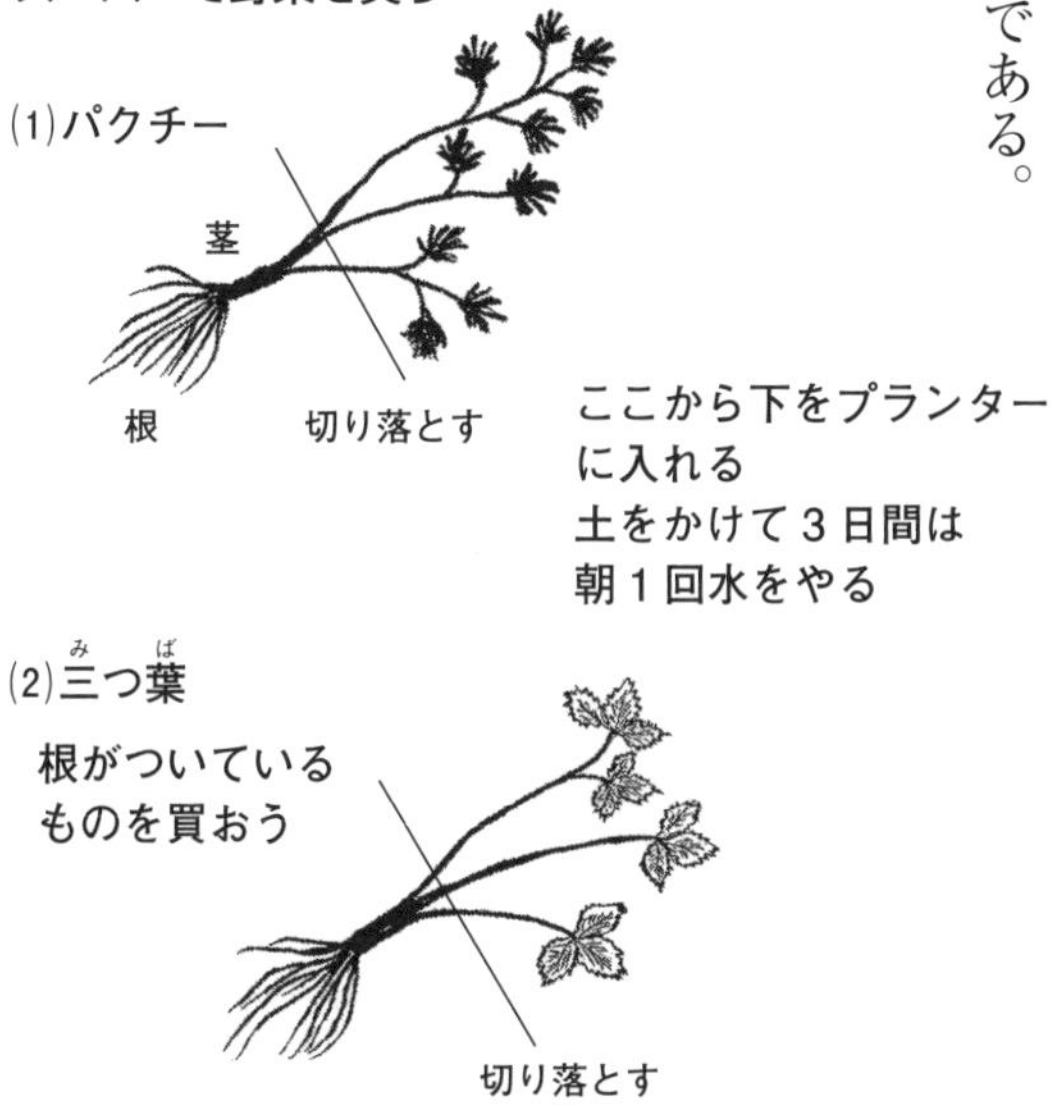

育ったネギをたくさんタテに細長く線切りして、そのネギを皿の上に置く。熱したゴマ油大さじ一杯程度の量をかける。

これを、インスタントラーメンの上に置けばインスタントラーメンとは思えないプロの味になる。

子どもさんに食べさせてあげよう。自分の植えたネギで美味しくいただくことができるのをラーメンが教えてくれる。

体験学習として、一生記憶に残る。

これは

①家計のことを考えてのことではない。

子どもさんと一緒に過ごすとともに、一生の記憶に残してあげることが目的である。

②周りがコロナで大変な騒ぎになっている。そんな時、指先を使い何かを夢中でやることで、人の心は落ちついていく。心の病にかかりにくくなる。

心のケアーとしてやるには、日に日に成長を楽しめる菜園が適している。

③根の付いたパクチーや三つ葉を買って、根を切り落として使った後、その根を土に植えておくと伸びてくる。このように一度使った野菜が再利用できることを教えよう。
④プランターの野菜が、何かの時にあなたを助けてくれる。
⑤面倒臭いと思わないで、もしもの時のためにやっておくと、もしものことが起こりにくいおまじないである。

生きるための知識をひとつでも豊富にさせる。

それは、子どもさんだけでなく、菜園をやった人の心の栄養になる。

子どもに生きるということを教えてほしい

一般生活は大きく変化して経済的に厳しさを増してくると思う。

そうなった時、私が一番心を痛めている点が、子どもの自殺である。

そんなこともあり、両親と共に過ごす時間が「待つ楽しみ」「菜園で育て野菜が食べられる」というささやかな喜びを教えてあげて欲しいと願っている。

コロナウイルスにより環境が変化する今、子どもに「生きるということ」を教えてあげて欲しい。

物が溢《あふ》れ、美味しいものを食べ、スマートフォンを相手に自由に過ごせていた環境が急激に変わってくるかもしれない。


長く生きている私たちさえ戸惑いがある。

まして子どもたちには理解しがたいことが起こってくるかもしれない。

便利な社会が急に不便になった。これは見えないウイルスとの戦いであり、文明が引き起こした戦争である。

明日は自分がウイルスに犯される番かもしれない。

生き伸びる「サバイバルゲーム」の状況になってしまった。


今、シングルマザーたちは、給付金が二カ月も遅れている。持ち金が二千八百円になってしまったと言っている人がいた。役所がパニックになっていて、生活保護のお金が遅れている。経済大国の日本がとんでもないことになっている。他人事でなく、自分の身の上にもこの秋起こってくる可能性がある。

コロナうつ病対策の食事法

(1)　栄養バランスを失う。

↓

うつ病にかかりやすくなる。

ラーメンが好きで、ラーメンと白飯と漬物を食べた。
手っ取り早い、安くて済む。
二〜三日に一回食べる。
ラーメンと白米が重なる。

「炭水化物」と「炭水化物」であるから、すぐ腹が減る。そこで菓子パンを食べて空腹感を満たす。

菓子パンも炭水化物である。

夜は焼き飯とギョウザにした。

再び炭水化物になってしまった。

栄養の片寄りが肥満体型を造りあげる。

←

すると、細かい作業をするのが面倒臭くなる。

体が重く、だるいのである。掃除、洗濯がおろそかになっていく。汚い部屋に住み続けると、感覚麻痺が起こってくる。汚く臭い部屋でも、そんなに住み心地が悪く感じない。

←

感覚麻痺が起こっている状態はうつ病に進行していくことにつながる。

なぜ同じ物である炭水化物だけ毎日のように食べ続けるとうつ病になるのか？

←
脳機能が正しくメトロノームを振らなくなる。
人によっては季節うつ病を発生させてしまう。
季節うつ病は時刻の誤作動で起こるとされている。
日照時間が五月、六月は伸びる。この時に発生しやすい。
「人によっては一〇月の秋に発生する」こともある。

脳機能は見えない所で生物時計とつながりを見せていて、繊細な人には時刻の誤差が症状に出てしまう。それを季節うつ病という。

そのように、体と脳は、食事の片寄りによっては、セロトニン分泌物を作り出しにくくなってしまう。
そこで体が重だるいと感じる症状が出る。

感情面でも楽しいことが直接伝わらなくなり、笑えなくなる。人が面白いと感じることが、面白く感じなく、笑わなくなってしまう。

●食事はビタミン類、野菜、フルーツ等、色の濃いものを食べよう。
●海藻類を食べよう。
●長さ（二〇～三〇㎝）のサイズの魚を目安に食べよう。
●カルシウムが多く含まれている「里芋、カンピョウ、ピーマン」等をとる。高齢者は特に野菜からカルシウムをとると、血栓ができにくくなる。血栓とは血管に血液の固まりができる。それが血管を詰まらせる。脳梗塞の原因となる。
●コレステロールは「鶏肉、野菜のゴボウ」をとると下がる方向に向かう。
●血液をたくさん作るレンコン、ニンジンを油少々で炒める。ビタミンAになるには油で炒めなくては、プロビタミンAにならない。プロビタミンAになっていないニンジンは、消化の時に体内に吸収されない。

●子どもたちが走って汗をかく時に飲む牛乳はほとんど吸収される。しかし運動しないで飲んでも吸収率が低いのが牛乳である。
毎日食べる食事でも体に良いものを口にする努力が必要である。


歳をとるにつれて血圧は高くなる。

そんな時「白菜の料理が体の塩分を外に運ぶ」効果があるのだ。


よけいな話ですが――

白菜の根元から中心に向かって白い部分がある。これを一口サイズに切る。

そして、それぞれにメンタイコを乗せたり、イカの塩辛とか、キムチ、海苔のつくだになどを乗せて食べてみる。

生の白菜にこうして乗せて食べることを、ふぐ料理店で教わった。

男料理としてのオードブルサラダには美味しい一品である。

食事を作る前に「お惣菜」を理解するよう心がけよう。

うつ病にならないためにはバランスの良い食事が大切。体が刻む「メトロノーム」が正しく働き、脳中枢をしっかり守ってくれる。

それがうつ病になりにくい状態を作り出す。


うつ病に効く運動に、早歩き散歩があるが、毎日口にする食事に片寄りがあることで、あちらこちらに痛みを出し散歩を止めてしまう人が多い。

また、うつ病になると朝起きが辛くなって、運動もしたくなくなってしまう。

そこで、まずは食事の改善が良いと気がついたのであった。
●うつ病と食事とは関係なく思われがちであるが、栄養バランスと関係が強くあるのだ。
血液が「アルカリ性」になる食事をして欲しい。
●玉ネギのスライスを三〇分水に浸す。
レモンと塩、コショウの味付けをする。

●カブ、ダイコンのスライス――塩でもんで、水分を切って「簡単酢」で漬けておく。食事の時食べよう。

家庭で手間をかけず、血液がアルカリ性になる物を毎日食べる努力をすると、うつ病だけでなくコレステロール高値、血圧高値の人たちの脳梗塞の予防にもなる。

血液がサラサラになるイメージを忘れないで食事のスタートは生野菜のサラダを食べよう。

今まで体がむみやすく、体が重だるく感じた人たちでも半年で楽になり、深い睡眠に変わる。

深い睡眠が取れるようになると、うつ病は改善されていく。

6章

ホッとする時間を作って
ビジネスロス症候群を乗り越えよう

自分の仕事道具を見るとただ涙が止まらなくなる

新しく僕が名づけたい病名は

「ビジネスロス症候群」である。

どういう症状かと言うと、それぞれが「自分の仕事道具」を見ると、ただ涙が出て止まらなくなる。

人と話をしていても、周りに気を使うこともなくおかまいなしに、話の最中に泣けて、涙が止まらない。

●四〇年も営んでいた店を見ると、壁や扉を見ても「涙が止まらない」。

●自分の仕事道具とは「ステージ、楽器、数カ月前に着ていた吊るされた衣装。舞台、グランド」など人によっていろいろあるが、その他、思い出がある物、カバン、台本等、仕事でかかわったあらゆる物を目にすると、「涙が止まらなくなる」症状が出ると考えられるのだ。

自分の仕事を愛している強さが強いほど「ビジネス・ロス症候群」が出る。所かまわず泣けてくる。周りの人たちが「この人に何が起こっているのか」と思うほどの泣き方である。

約二五年前、ペットロス症候群に多くの人がおちいった。自分が飼っているペットが亡くなる。飼い主さんの愛情が強ければ強いほど「泣けて、泣けて、涙が止まらない症状」が出る。

それから二五年経って、同じようなことが起きている。

華やかなスポットライトを浴びている人に出やすい強い複合症状

ビジネスロス症候群というのは、

(1)華やかなスポットライトを浴びる人たちに症状が出やすい。

(2)華やかなスポットライトを浴びる仕事は、緊張の連続である。「多汗症」になり、または「潔癖症」になってしまうことも珍しくない。

一時間そして打ち合わせを入れて最低でも二時間半となる。「脇から出る汗、手の平から出る汗、首筋から出る汗、背中から出る汗」で約一・五kgの体重が減る仕事である。

(3) 華やかなスポットライトを浴びている人が「数カ月スポットライトを浴びなくなる」もう「ステージに立てなくなるのではないか？」と不安になる。そこで起こってくるのがコロナうつ病とビジネスロスが重なる複合症状となって表れる。

(4) 強くふさぎこむうつ病が発生する。

立ち上がろうと試みるが、ベッドからうまく立ち上がれない。壁につかまりながら歩く状態になる。もしくは床をはう形でトイレに行く。

ビジネスロスとうつ病とが出る。

複合症状は家族の手を借りなくては生活できなくなる。

(5)ステージに立つまでに一〇年または二〇年もっとかかってきた人たちが急に仕事がなくなる。夢を断ち切られた状態で起こる症状は自殺したくなるうつ病の症状が出てくる。そこが怖い。目を離せない。介護しなければならなくなる。

「なぜ強い複合症状が起こってしまうのか？」と言うと、過密スケジュールで移動する、その後すぐ舞台に立ち緊張する。

日常が過激であったがゆえに、仕事がなくなったことで強い衝撃を受ける。例えば、車で例えると、エンジンを吹かす。時速八〇㎞で走っている。そこへコロナという障害物が急に飛び出してきた。

衝撃で大ケガする人または亡くなる人も出る。

例えば、車を例にとると、普通の仕事の人「事務職の人」がエンジンを吹かしている。時速四〇㎞で走っている。コロナという障害物が飛び出してくる。衝撃度は少なく、本人は打撲、切り傷で済む。通院で治ることが多い。

さらに職業上メンタル面を要求される人たちにも起こりやすくなる。

「ビジネスロス症候群」は症状が幅広く「耳鳴り、頭痛、吐き気、気分障害、下痢、不眠、アトピー性皮フ炎、失語症、パニック症状……」数限りなく広く根が深い病気である。

何がそうさせるのか？

●ステージに立てない辛さ。
●収入が入る予定を断ち切られる。
●いつ、仕事が再開されるかわからない不安。
●愛する仕事ができなくなって家族を養えない不安。
●長年やってきた仕事以外にどんなアルバイトがあるのかの不安。

同時にくる悩みに対して解決策がないため、次の日また次の日にもち越しているうちに、うつ病症状を深くしてしまう。重症患者になってしまう。

今回のコロナウイルスに対しては大丈夫という人は誰ひとりとしていない。それだけ辛いから、心の病にかかってしまう傾向が強くなっている。

人が集まることが売れっ子の印である。

収入が入らないままのレッスンは辛い。

苦しさのあまり、食べて苦しさを一時的に忘れようとする。

すると、肥満になってしまう。

人によっては、不安で物がまったく喉を通らない拒食症に追いやられる人も出るでしょう。

アルコール依存症も出る。

不安で、寝付けなくなる日が増える。気がつけばアルコール依存症で苦しむ人も増える。

コロナウイルス問題が長引くにつれて、アルコールに頼る人たちが多くなる。

皆で協力すべき所は協力して、早く終息して元の日本に戻れるようにしたい。


新型コロナウイルスによるビジネスロス症候群は、経済的な不安と自分の居場所がなくなっていることの不安が重なって起こる病気である。

心を落ちつかせて元気で生きのびることを優先しよう

長期戦になってしまった場合、私たちはどうすれば良いのか？
①自分にとってどこまで許されるのか考えて行動する。
②頭の切り変えをする。周りのことを考える判断能力を忘れてはならない。
③自粛が解除される日に向かって、勉強・練習などする努力をしておこう。

コロナウイルス問題が、今まで普通だった生活環境を変えてしまう。
「一〇〇年に一度の災害」とも言われる状況である。
今年中は経済が混乱し、人々は振り回されることになる。
娯楽が消える一年になる。「映画、コンサート」に行けなくなる。
「キャバクラ、バー、飲み屋」等、人が集まる楽しい所なのに行けない。
旅行もできない。観光バス、旅館も、飛行機や新幹線も、経営が苦しくなっている。

普通の日常が壊れかかっている。

そこで働いている人たちの人数は数え切れない。その家族も不安がっている。

④今、健康をそこなうと病院が混雑していることもあり、診察時間が短くなる。

医師たちの手が足りない所へ飛び込むことになる。

コロナウイルス問題は、自由だった世界を束縛の世界に変える悪魔のようなものである。人の命を奪い、人の楽しみを取り上げて、働くことさえ制限をかけている。

そのことをしっかり胸に刻み、心も身体も元気でいなければならない。

心が落ちつき、少し先を見るようにすると、心が開ける。

●それでもどうにもならない辛さに追い込まれ眠れなくなる。または眠りが浅く夢ばかり見るようになったとしたら、心の病、うつ病の入り口に立っている。

そんな時は診察に行く前に、いつ頃から心が苦しくなったのかなど症状をメモしてから出かけよう。

●診察が円滑に進み、悩みを多く話せる時間ができる。
心の病を治してもらうには、自分の症状と医師との協力、信頼があってこそ治る方向が決まる。

医師が診察しやすい形をとろう。

協力、信頼があってこそ治る方向が決まる

⑤心の病にとって「ほっとできる時間を持つこと」が一番の薬になる。
一日の終わりに沈む夕日を見ている。美し過ぎて時間が止まる。
そんな一時《いっとき》ではあるが……「心がほっとする」。
個人個人でほっとする時間は違うだろう。
愛犬を散歩に連れて出る。犬が笑える行動をする。

「落ち葉が舞い散る」「追いかけて枯れ葉をくわえる」「次の風で枯れ葉をくわえたいのだが、口にはすでに枯れ葉をくわえている」どうするんだろう⁇

見ていると、重ねてくわえてしまうのだ。「欲張るのは人間だけではない！」おかしいが、ほっとする時間が二～三秒あった。

長かった自粛も五月下旬に解除されていくことでホッとしている。だが、以前と同じようにはいかない。

●ベンチャービジネスの会社員等は、大きな事務所スペースを解約して節約している。
●以前の日常が、今塗り替えられようとしている。
●お店という形から「移動式レストラン」「テイクアウト販売」に切り替えてくる業態が出てくる。
●以前と同じ形で営業することで、赤字が出てしまう。そこでロボットが店内でサービスする店も出てきている。
●仕事の切り替えが、あちこちで見られるようになる。まさしく働き方革命が起こっている。

●困った、困ったと言うことは、誰でもできる。

新しい時代を切り開く努力をしている人たちを参考にして、自分なりにできることを探す時代に入っている。

●子どもを抱えて買物に行かれない。

高齢者で足が悪く買物に行かれない。

そういう人たちを助ける買物代行サービスが、以前より三〇％利益を出している。

本業に困っている時代、人が頼りにできない時代になっている。「自分を頼りに物事を運んでいかなければならない」と言いたい‼

無い知恵を絞る努力をしていることで、自分なりのアイデアにぶつかる。そんな時に道が開けて、一番ホッとできるようになる。

健康であれば夢の続きは見られる

一月にダイヤモンドプリンセス号が入港し、そして出航して四カ月になろうとしている。

たった四カ月がなぜか遠い過去の出来事であった気がする。それは!!　多くの出来事が日々濃縮してきているからだろう。

もう、それだけであって欲しいと願っている。

あなたが幼い頃見た夢の中に、ほっとする場所と時間作りがあったりしないだろうか。

今まで忙しく過ぎた日常で「幼い頃に描いた夢」がおきざりになっているものはないだろうか。

人は健康であれば、夢の続きは見られる。なんだか、ほっとした気分が広がり、頭の切り替えをした時、少し前進して未来に足をかけていると感じられる。

「苦手な、嫌なことの中に自分の才能が隠れていたりする」

自粛、自粛が続く時だからこそ時間がある。

もう一度じっくり自分自身、仕事、周りの人たちを見返してみると、そこに何か発見できるもの、新しい可能性があるかもしれない。

幸せというのは、自分の心と向きあえる時に見つけられるのかもしれない。


自分専用のマスクを作ってみるのも、楽しい。

小さいことからやってみよう。

はずして毎日洗おう。

洗う時には汚れをおとして熱湯をかけて干《ほ》す。

できれば洗いがえを作っておこう。

大切な人にも二枚作って渡すと良い。

そんな時どんな顔をするのか想像するだけでひとりでに笑いが出る!

誰にでも「ほっとする」時間は作れるはず。
心の病を出さないためには「ほっとする時間」が薬である。

新時代の幕開け

二カ月間、テレワークをしたところ、仕事に支障が起きていない。「ベンチャービジネス」「自動車会社」等では、大きなスペースを解約して家賃として年間五千万円の節約に踏みきっている。自動車会社では大きなスペースを貸して利益を出そうと検討している。

テレワークすることで、会社側から電気代三千円を給料に上乗せすることに踏みきる会社も出ている。

会社が考えた「形のあるオフィスから形を小さくしたオフィス」への転換は新時代のビジネススタイルである。

テレワークはコロナが終息した後も継続される。そこで、必要になるのが、
①時間の使い方
②感情整理の仕方
③自我コントロールの仕方
である。

自己管理の条件が必要になってくる。

①時間の使い方

テレワークをすることによって、自分の責任で仕事をする意識をもって時間の使い方を上手にする努力をしよう。今まで苦手な分野でも「本」を通して知ってみよう。その心掛けが知識の積み重ねにつながる。話題が豊富になれる。

自分の知らなかった個性が生まれる。

そして、その時には理解できなかった事柄が理解できて、知識が豊富になる。「本」は自分を待っていてくれる、唯一の味方であるのだ。時間の使い方次第で良い方向に変わっていく。

一日に七分間だけ勉強すると毎日続けられ、習慣となり根付いていく。英語や料理の本などでも七分間だけやってみよう!!

②感情整理の仕方

仕事において個人的に好き嫌いの感情を出さないようにする。すると相手は気分良く能率を上げられる。国際的なマナーを守った声掛けが必要である。

どんな仕事でも、やってもらったら「ありがとう」「助かりました」の言葉があると、能率アップに繋がる。今まで「オフィスの中で顔を合わせるたびに嫌な人」と思っていたことがふっとんでしまう。ひと言の声掛けが大切になる時代になってきた。部下を動かせる言葉を持った人が上司になっていける時代でもある。

次に、テレワークでのパワハラも問題となっていくだろう。パワハラをすると社員の能力が低下する。これから経済問題が改善するまで五年はかかると思う。そんな時に、パワハラをする人間を会社におくことで会社の利益が損なわれる。

社員全員で働きやすく能率を上げることを目標にして、会社を守るべきである。この流れをいち早く読みとろう。

③自我コントロールの仕方

自分で自分をコントロールができる人になって欲しい。誰も見ていない、誰も誉めてくれないテレワークの世界である。

「毎日、利益に繋がる目標を持とう」

そのことに全力で向かう。目標を達成したら早く仕事が終わる。趣味の釣り、ゴルフ練習、ダンス等をすることで、明日も全力で仕事ができる。自我コントロールのできる人が、この先を生きのびていかれる世界になる。

仕事も、スポーツと同じ精神力が試される時代に入っている。今までは上司の指示通りに動いていれば良かった。そんな時代から、自分で考え自分で行動する、自己責任能力が問われる時代に入ってきた。

新時代にこの三つの条件が問われている。

あとがき

僕のひとりごと！

二〇二〇年のお正月、今年の夢をたくさん願った。

しかし「三カ月、四カ月で、世の中がこんなに変わるのか」と思う。

その一言に尽きる。

人間が利益を追いかけ、森林を伐採《ばっさい》し、自然を破壊した。温暖化が進んでいる中、「新型コロナウイルス」とは何なのだろう？　と一人で考えてしまう。

森林たちが怒って、生み出したウイルスなのだろうか？

人がいなくなると森は守れる。「森の聖」が怒っているのだろうか？

人間は人間以外のものを虐待してきた。それらの怒りが、新型コロナウイルスを生み出したのかもしれない。

だから特効薬が作り出されないのだろうか？　一人考える日々である。

「何だか変なんだよ。新型コロナウイルスは……」

人間が月に行ける時代に、コロナウイルスをたたき潰せない。

何だか変なことになってしまった。


僕は、キリスト教徒ではないが、子どもの頃、教会が学校になっていた。

そこで、読み聴かされた「ノアの箱舟」を連想してしまう。

そういう事態が世の中に起こっているのだろうか？

「ステイホーム　家の中に居て下さい」その言葉が僕には「箱舟の中に居て下さい」と聞こえて仕方ない。

それほど、大変な事態が起こっている。

こうなると、お金なんて意味をなさないどころではない。

お金がたくさんあってもコロナに襲われると死んでしまうかもしれない。

「生き伸びることが最優先だなあ～」

コロナ問題が終息したとしても、経済の立て直しが待っている。

まるで、二〇二〇年戦争なんだろうか？　「悪い夢」だと思いたい毎日である。
百年に一度の大転換期に我々は足をかけているのだろうか？
今まで自由気ままにやってきた。反省を求められているのだろう！
この悪夢から醒めたら人を思う優しい人にならなければいけない。

平和な社会を取り戻すには、今、人々が変わらなければならないかもしれない。
今は辛いが、この経験こそが未来に希望の光になると信じる。

浅川雅晴

コロナ時代の
強い心のつくり方

著　者　　浅川　雅晴
発行者　　真船美保子
発行所　　KK ロングセラーズ
　　　　　東京都新宿区高田馬場 2-1-2　〒 169-0075
　　　　　電話 (03) 3204-5161(代)　振替 00120-7-145737
　　　　　http://www.kklong.co.jp
印刷・製本　　中央精版印刷(株)

落丁・乱丁はお取り替えいたします。
※定価と発行日はカバーに表示してあります。

ISBN978-4-8454-5121-0　C0247　Printed in Japan 2020